Schwindeltherapie

Schwindeltherapie

Angelika Bergmann-Scherer

Schwindeltherapie

Praxisbuch für Physiotherapeuten und Ergotherapeuten

Mit 110 Abbildungen

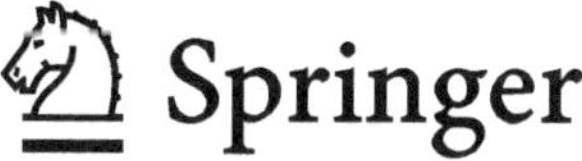

Angelika Bergmann-Scherer
Plankstadt, Deutschland

ISBN 978-3-662-56709-8   ISBN 978-3-662-56710-4   (eBook)
https://doi.org/10.1007/978-3-662-56710-4

Die Deutsche Nationalbibliothek verzeichnet diese Publikation in der Deutschen Nationalbibliografie; detaillierte bibliografische Daten sind im Internet über http://dnb.d-nb.
de abrufbar.

Umschlaggestaltung: deblik Berlin
Fotonachweis Umschlag: © AdobeStock/danmir12

Gedruckt auf säurefreiem und chlorfrei gebleichtem Papier

Springer ist ein Imprint der eingetragenen Gesellschaft Springer-Verlag GmbH, DE und
ist ein Teil von Springer Nature
Die Anschrift der Gesellschaft ist: Heidelberger Platz 3, 14197 Berlin, Germany

Ich widme dieses Buch

- *all meinen Schwindelpatienten, denen ich auf meinem Weg hierher begegnet bin,*
- *meiner Mutter Elly Wurm, die selbst Schwindelpatientin ist und sich als Modell zur Verfügung gestellt hat,*
- *meiner Freundin Rotraud Hohlbein, die sich ebenfalls als Modell zur Verfügung gestellt und mir korrektive Hilfe gegeben hat,*
- *meinem Mann Dieter Bergmann, der in der Zeit der Entstehung viel Verständnis und Geduld bewiesen und Hilfestellung gegeben hat*

Ihnen allen gilt mein besonderer Dank!

Vorwort

In den 40 Jahren, in denen ich nun Krankengymnastin/Physiotherapeutin bin, gab es eine rasante Entwicklung der Krankengymnastik zur Physiotherapie, Methoden kamen und gingen, manche blieben (z. B. Manuelle Therapie, FBL, Brügger) und werden heute in der Ausbildung zum Physiotherapeuten gelehrt. Der Beruf ist so umfassend geworden, dass man nur Teilbereiche gut beherrschen kann. Eine Spezialisierung wäre daher sinnvoll.

Aufgrund der demografischen Entwicklung und somit immer älter werdender Patienten ist Schwindel in den letzten Jahren zu einem wachsenden Problem geworden. Seine Behandlung hat sich zu einem eigenen Fachbereich entwickelt. Die Häufigkeit des Schwindels steigt mit dem Alter, Schwindelpatienten sind zu 80 % über 65 Jahre alt. Im Englischen gibt es zwei Begriffe hierfür: Dizziness und Vertigo, was zugleich ein Hinweis auf unterschiedliche Schwindelformen ist. Schwindel ist nicht nur vestibulär bedingt, und es gibt weitaus mehr adäquate Behandlungsansätze als Umlagerungsübungen. Physiotherapeutische Hilfe bei dieser Diagnose wird immer bekannter, denn man traut sich, als Betroffener darüber zu sprechen.

Nur wie wird die spezielle Ursache klar und wie findet man die richtige Therapie heraus? Es gilt wie immer in der physiotheutischen Befundaufnahme eine Strategie zu entwickeln. Auch für mich hat die Beschäftigung mit diesem Thema seit der ersten Fragestellung jahrelanges Hinterfragen und Erfahrung gebraucht, bis daraus eine Fortbildung entstanden ist, die jetzt zu einem Buch geführt hat.

Das Ziel, das ich mit diesem Buch verfolge, ist Wissen über die vielfältigen Ursachen von Schwindel zu vermitteln, zu strukturieren und die adäquate Behandlung auszuwählen, die am Patienten zum Erfolg führt. Dieses Buch erhebt keinen wissenschaftlichen Anspruch, vielmehr soll es ein Handbuch für Physiotherapeuten sein in der praktischen Handhabung von Befunderhebung und Therapiefindung, umsetzbar in einer normal ausgestatteten Praxis.

Angelika Bergmann-Scherer
Plankstadt, im April 2018

Inhaltsverzeichnis

1	**Anatomische und neurophysiologische Grundlagen der Schwindeltherapie**	1
1.1	**Anatomie des Gehirns**	2
1.2	**Sensible Afferenzen**	4
1.3	**Vestibularorgan**	8
1.4	**Auge und Okulomotorik**	12
1.5	**Schwindelbezogene Anatomie der Halswirbelsäule (HWS)**	15
	Literatur	26

2	**Schwindelformen**	27
2.1	**Definition Schwindel**	29
2.2	**Ursachen der Schwindelformen**	33
2.3	**Peripher vestibulärer Schwindel**	34
2.4	**Zentral vestibulärer Schwindel**	36
2.5	**Okulärer Schwindel**	36
2.6	**HWS-bedingter Schwindel**	37
2.7	**Zentraler Schwindel**	38
2.8	**Sonstige Schwindelformen**	40
2.9	**Ataxie**	41
	Literatur	42

3	**Physiotherapeutische Befunderhebung**	43
3.1	**Anamnese**	44
3.2	**Tests**	47
	Literatur	58

4	**Physiotherapeutische Behandlung**	61
4.1	**Vestibuläre Rehabilitation**	63
4.2	**Okuläre Rehabilitation**	70
4.3	**Rehabilitation des zentralen Schwindels**	74
4.4	**Propriozeptionstraining**	76
4.5	**GG-Training**	78
4.6	**Dynamische Anpassung des Gehens**	84
4.7	**Visuelle Kompensation**	84
4.8	**Trainingskriterien**	85
4.9	**Rehabilitation des HWS-bedingten Schwindels**	87
	Literatur	92

Serviceteil		
Sachverzeichnis		96

Über die Autorin

Angelika Bergmann-Scherer

- 1976 Abschluss der Ausbildung zur Staatlich anerkannten Krankengymnastin an der Staatlichen Berufsfachschule in München
- Berufspraktika an der Ludolf-Krehl-Klinik in Heidelberg für Innere Medizin
- Berufspraktika an der BG-Unfallklinik in Nürnberg für Chirurgie
- 1977–1981 Tätigkeit an der BG-Unfallklinik Ludwigshafen: Unfallchirurgie, Klinische Ambulanz und Querschnitts-Abteilung
- Schwerpunkt Familie, Aushilfe in befreundeten Praxen
- 1984–1995 Tätigkeit in einer Praxis, Schwerpunkt Orthopädie
- 1995 Lehrerseminar in Heidelberg an der Orthopädie Schlierbach
- 1996 unterrichtende Tätigkeit an der Schule für Physiotherapie in Ludwigshafen, Schwerpunkt Geriatrie, Zertifikat in Manueller Therapie
- 1997–2010 Geriatrisches Zentrum Bethanien Krankenhaus Heidelberg, hier Neurologische Ausbildung Bobath und Cranio-Sacrale Osteopathie
- Bis 2014 Dozentin an der Fort-und Weiterbildungsakademie AGAPLESION Heidelberg
- 2010 Leitende Physiotherapeutin am Städtischen Klinikum Ludwigshafen
- 2011–2013 Praxistätigkeit
- Seit 2013 Physiotherapeutin in der Reha in der ATOS, Heidelberg

Abkürzungsverzeichnis

ASTE	Ausgangsstellung		**HWS**	Halswirbelsäule
BBS	Berg Balance Scale		**OKN**	Optokinetischer Nystagmus
BPLS	Benigner paroxysmaler Lagerungsschwindel		**OKR**	Optokinetischer Reflex
BPPV	Benigne periphere paroxysmale Vertigo		**PIR**	Postisometrische Relaxation
			PNF	Propriozeptive neuro-muskuläre Fazilitation
BWS	Brustwirbelsäule			
CTÜ	Zerviko-thorakaler Übergang		**SOT**	Sensory Organization Test
DFS	Dornfortsatz		**UST-fläche**	Unterstützungsfläche
DGI	Dynamic Gate Index			
DHI	Dizziness Handicap Inventory		**VOR**	Vestibulo-okulärer Reflex
FBL	Funktionelle Bewegung-slehre		**WTT**	Weichteiltechniken
			ZNS	Zentralnervensystem
GG	Gleichgewicht			

Anatomische und neurophysiologische Grundlagen der Schwindeltherapie

1.1   Anatomie des Gehirns – 2

1.2   Sensible Afferenzen – 4

1.3   Vestibularorgan – 8
1.3.1   Bestandteile des Labyrinths – 9
1.3.2   Funktion des Labyrinths – 9

1.4   Auge und Okulomotorik – 12
1.4.1   Die Sehbahn – 12
1.4.2   Augenbewegungen und Nystagmus („Augenzittern",
         ruckartige Augenbewegungen) – 12

**1.5   Schwindelbezogene Anatomie der
         Halswirbelsäule (HWS) – 15**
1.5.1   Knöcherne Bestandteile – 15
1.5.2   Muskuläre Bestandteile – 17
1.5.3   Vaskuläre und nervale Bestandteile – 22

Literatur – 26

© Springer-Verlag GmbH Deutschland, ein Teil von Springer Nature 2018
A. Bergmann-Scherer, *Schwindeltherapie*,
https://doi.org/10.1007/978-3-662-56710-4_1

Wenn wir uns mit der Anatomie und Neurophysiologie des Gehirns beschäftigen und die unterschiedlichen Aufgaben der einzelnen Gehirnareale erfassen, so ist es uns möglich, je nach Ausfall einzelner Regionen durch Läsionen, uns die damit zusammenhängenden ausfallenden Funktionen vorzustellen. Wir unterscheiden eine zentrale und eine periphere Ebene, auf der Informationen verarbeitet werden und Läsionen liegen können.

Bei einer neurologischen Schädigung des Gehirns, z. B. durch einen Apoplex, Multiple Sklerose, Kleinhirnprozesse wie Tumore, Stoffwechseldefizite bei Parkinson, Neuronenniedergang bei Demenz oder Alzheimer, kommt es zu eindeutigen Symptomen wie motorische Störungen, bis hin zu Lähmungen, Sensibilitätsveränderungen, Wahrnehmungsstörungen und Gehirnleistungsminderung. Ein eventueller Schwindel ist dann oftmals nur ein Begleitsymptom.

Das **Gleichgewichtszentrum**, das die Informationen aus den Gelenkrezeptoren, den Muskelspindeln, dem Gleichgewichtsorgan im Innenohr und den Augen koordiniert, liegt im Hirnstamm. Es verarbeitet eingehende Sinneseindrücke und ausgehende motorische Antworten. Die verantwortlichen Kerne liegen neben dem Kern des N. vagus, dieser versorgt unter anderem auch Herz, Magen und Lunge. Das erklärt, warum Schwindel auch mit vegetativen Störungen wie Übelkeit, Schweiß, Blutdruckschwankungen und Blässe einhergehen kann.

1.1 Anatomie des Gehirns

Die größte oberste Schicht des Zentralnervensystems ist die Großhirnrinde (Cortex). In viele Furchen (Sulci) und Windungen (Gyri) gelegt, ist das Großhirn (Encephalon) in zwei Hälften geteilt und durch eine Brücke (Pons) verbunden.

Der Cortex ist in verschiedene Areale eingeteilt, in denen die ankommenden Informationen entsprechend verarbeitet werden (◘ Abb. 1.1).

Eine Störung kann den motorischen, den somatosensorischen, den visuellen oder den akustischen Cortex betreffen. Studien zum Vergleich des zentralen Gleichgewichtes bei Gesunden und bei Patienten mit vestibulären Läsionen zeigten, dass mehrere Areale im temporoparietalen Cortex multisensorisch sind. Durch funktionelle Bildgebung (MRT) wurde sichtbar, dass sie nicht nur auf vestibuläre Reize, sondern auch auf somatosensorische und/oder visuelle als zusammenhängendes Netzwerk reagieren (Dieterich 2008).

Darunter liegt das Zwischenhirn (Diencephalon) mit Corpus colossum und Hypothalamus mit Hypophyse, das Mittelhirn (Mesencephalon) mit dem Thalamus (dem Tor zum Bewusstsein), der Capsula interna und dem Corpus striatum. Hier werden ankommende Impulse (Afferenzen) sortiert, verarbeitet, weitergeleitet und adäquate Antworten (Efferenzen) formuliert, in enger Verschaltung mit den darunterliegenden Anteilen des Hirnstamms. Hierzu gehören Pons und Medulla oblongata, die nach caudal ins Rückenmark fortgeführt wird. Im Hirnstamm liegen Neuronenkerne und der Ursprung der Hirnnerven. Auf dieser Höhe liegt auch das Kleinhirn (Cerebellum), der älteste Teil des Gehirns, in dem das Gleichgewichtszentrum liegt (◘ Abb. 1.2).

Im Hirnstamm entspringen die Hirnnerven wie N. opticus (II. Hirnnerv), N. oculomotorius (III. Hirnnerv), N. trochlearis (IV. Hirnnerv), N. abducens (VI. Hirnnerv),

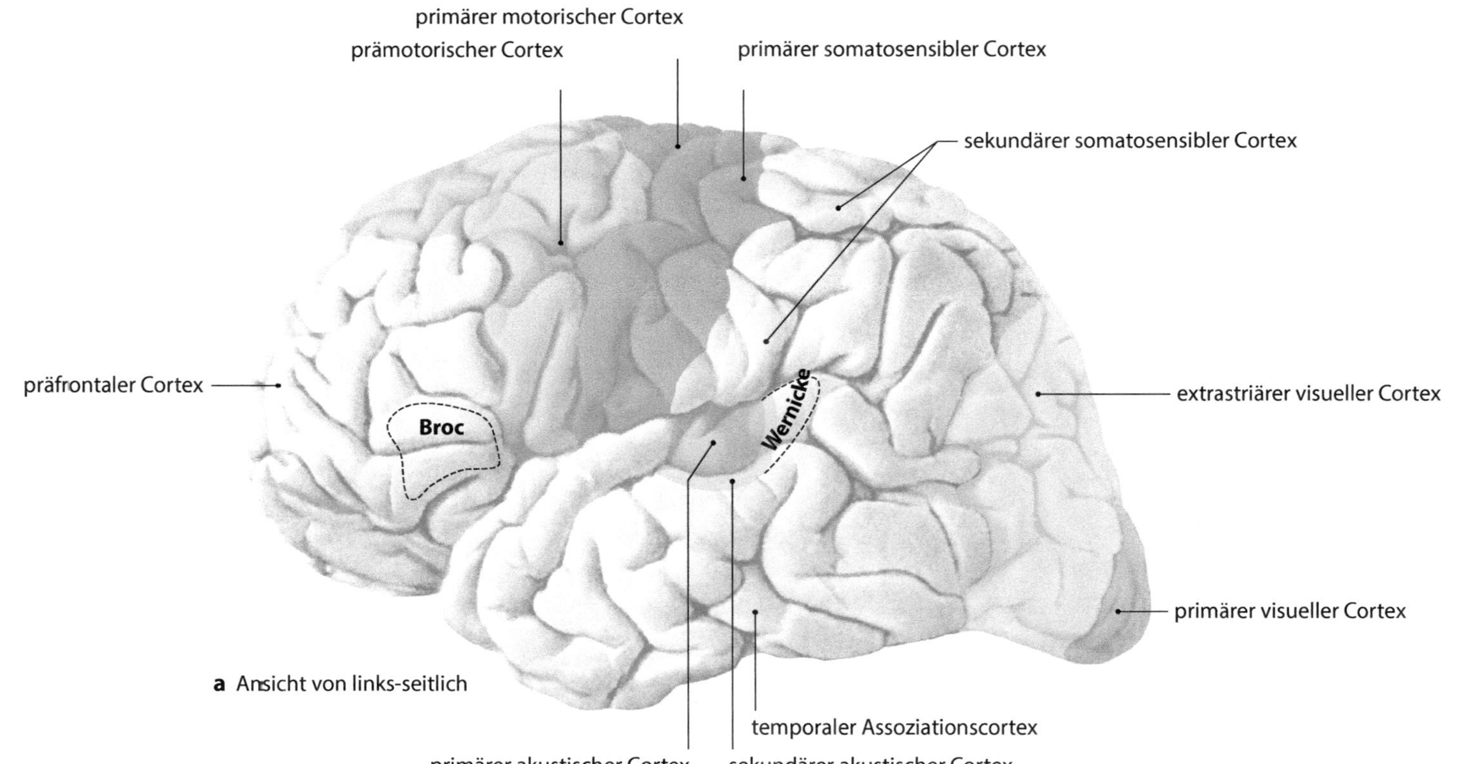

Abb. 1.1 Areale der Hirnrinde. (Aus Tillmann 2010)

1

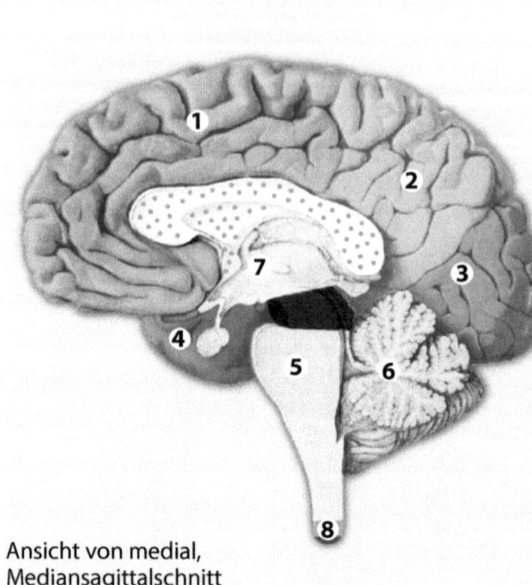

◘ **Abb. 1.2**   Gliederung des Gehirns. (Aus Tillmann 2010)

der die Augen versorgt, und N. vestibulocochlearis (VIII. Hirnnerv), der das Ohr versorgt. Der Anteil N. cochlearis versorgt die Ohrschnecke, der N. vestibularis die Bogengänge des Innenohrs (► Abschn. 1.3; ◘ Abb. 1.3 u. ◘ Abb. 1.4).

Zu einer Schädigung der Hirnnerven, besonders des N. abducens, kann es bei einer Schädelbasisfraktur kommen. Der N. facialis und der N. vestibulocochlearis können durch einen Tumor innerhalb des Meatus acusticus internus (innerer Gehörgang) geschädigt werden (Akustikusneurinom).

Der Cortex mit seinen Hirnrindenarealen, das Mesencephalon mit Thalamus, das Cerebellum, der Hirnstamm mit Pons und Medulla oblongata gehören zur zentralen Ebene unseres Nervensystems. Der Thalamus ist das Tor zum Bewusstsein, eine Umschaltstelle für extero- und propriozeptive Impulse. Somit eine zusätzliche Umschaltstation von Seh- und Hörbahn, er hält Verbindung zum Kleinhirn und den Hirnstammkernen.

Unterhalb der Neuronenkerne im Hirnstamm gehören alle aufsteigenden (afferenten) und absteigenden (efferenten) Nervenbahnen zur zentralen Ebene. Störungen in diesen Bahnen führen zu Fehlinformationen an das zentrale Nervensystem (ZNS) und können somit Schwindel verursachen (► Abschn. 1.2).

1.2 Sensible Afferenzen

Die Koordination der somatischen Afferenzen für die Gleichgewichtsregulation erfolgt im gesamten Vestibularsystem, von den Kerngebieten über den Thalamus bis zu den sensorischen und motorischen Cortexarealen.

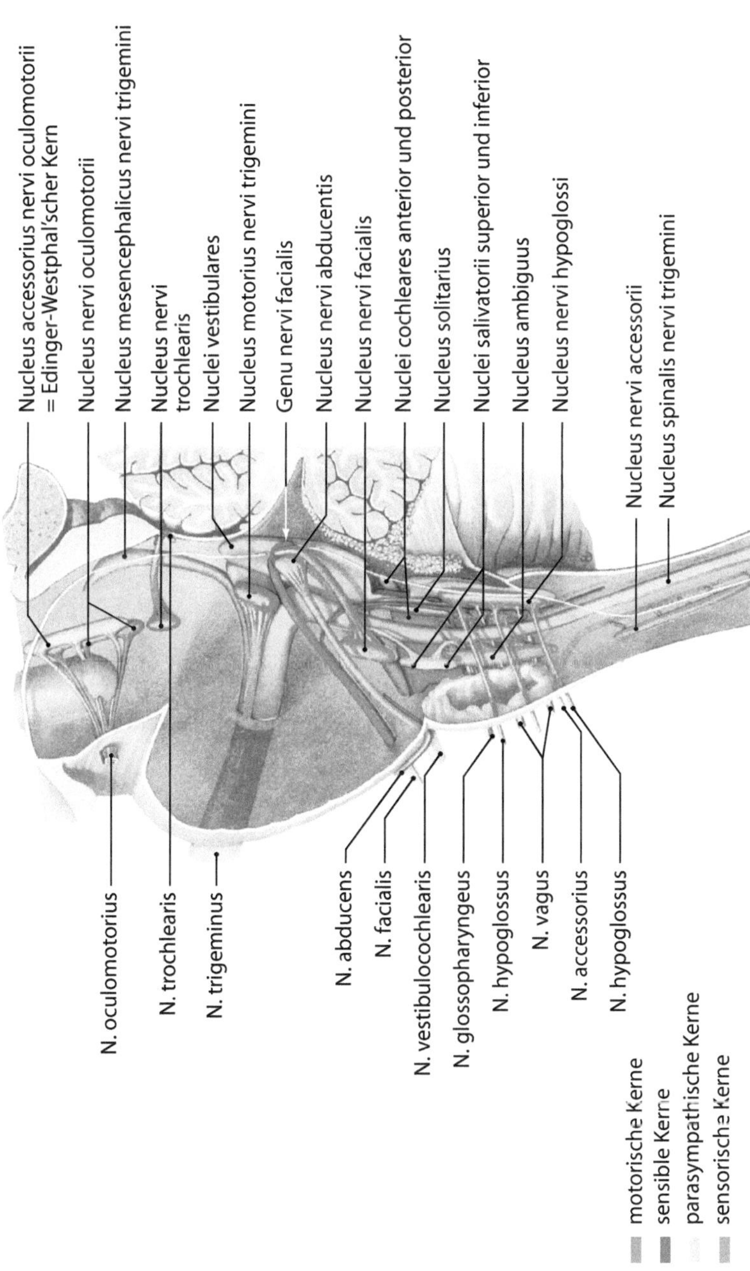

Abb. 1.3 Kerne der Hirnnerven im Hirnstamm. (Aus Tillmann 2010)

1

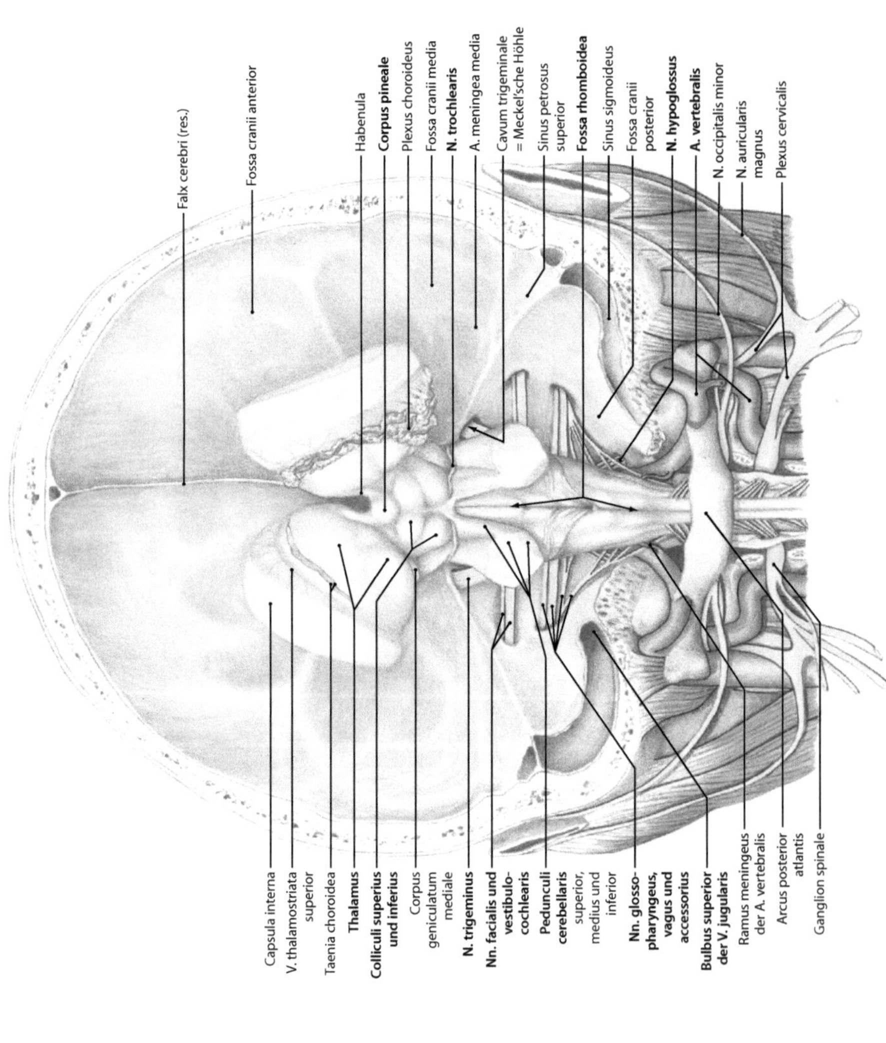

Abb. 1.4 Hirnstamm, Hirnnerven, Mittelhirn, Ansicht von hinten. (Aus Tillmann 2010)

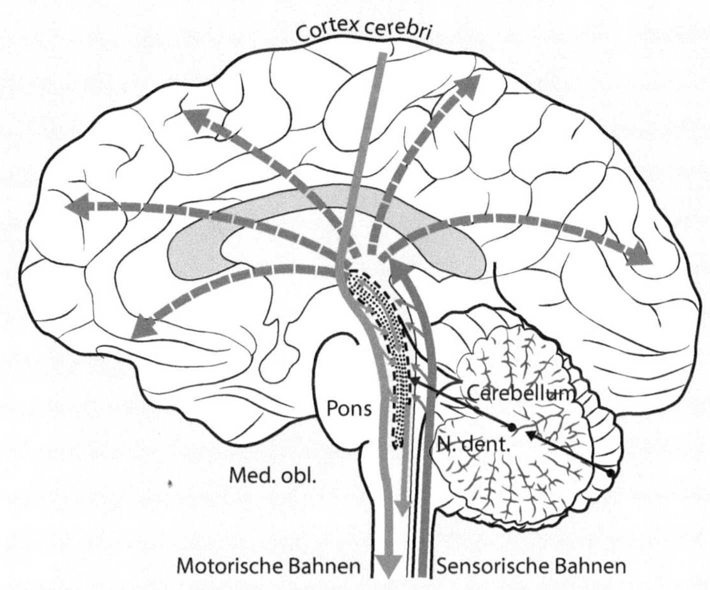

◘ Abb. 1.5 Afferente – efferente Bahnen

Sensorische (sensible, akustische, optische) Afferenzen haben eine efferente, motorische Antwort (◘ Abb. 1.5).

Alle Informationen der Afferenzen, die das zentrale Nervensystem (ZNS) zur Verarbeitung erhält, stammen aus der Peripherie, aus den Gelenkrezeptoren, Muskelspindeln, dem Golgi-Apparat, aus verschiedenen Rezeptoren für Druck, Berührung, Schmerz und Temperatur. Sie werden über den peripheren Nerv (sensorische Neuronen) weitergeleitet ins Spinalganglion, am Hinterhorn des Rückenmarks zum Hinterwurzelstrang des entsprechenden Rückenmarksegmentes und von dort nach cranial zur Medulla oblongata. Hier kreuzen 80 % der Nervenfasern und gelangen über den Thalamus in die zuständige Hälfte der Großhirnrinde. Dort wird die adäquate Antwort formuliert in Abstimmung mit allen beteiligten Arealen und über den Vorderwurzelstrang auf den Weg zurück geschickt bis auf die entsprechende Spinalebene. Die Antwort tritt über das Vorderhorn in den peripheren Nerv und an das motorische Neuron des Muskels (◘ Abb. 1.6).

Findet die Antwort des Körpers auf Reflexebene statt, wird die über den peripheren Nerv und das Spinalganglion in die Hinterwurzel eingebrachte Information sofort auf das Vorderhorn der Segmentebene umgeschaltet und die motorische Antwort gestaltet.

Gibt es zwischen sensorischer Information und motorischer Antwort nur eine Synapse (Umschaltstelle), ist dies ein monosynaptischer Reflex; liegen zwei oder mehrere Synapsen dazwischen, ist dies ein polysynaptischer Reflex.

Enthält die Afferenz eine Anforderung an das Gleichgewichtssystem, wird der Impuls weitergeleitet über das spino-zerebelläre System (Kleinhirnseitenstrangsystem), das über die Vorderseitenstrangbahn des Rückenmarks in den Hirnstamm zieht, wird

1

◨ Abb. 1.6 Hinterstrangbahn des Rückenmarks, sensorische Afferenzen

dort mit den vestibulären und okulären Neuronenkernen verschaltet und verglichen, besonders mit dem Gleichgewichtszentrum im Kleinhirn. Die motorische Antwort ist automatisch und unbewusst.

Generell findet die bewusste Wahrnehmung über das Hinterstrangsystem auf Cortex-Ebene statt, die unbewussten Reflexantworten über das spino-zerebelläre System auf segmentaler Ebene.

1.3 Vestibularorgan

Das Ohr hat zwei Funktionen: Gehör und Gleichgewicht. Das äußere Ohr, Mittelohr und der Cochlea-Anteil des Innenohres dienen dem Hören, während die Bogengänge, Utriculus und Sacculus für die Aufrechterhaltung der Lage im Raum, also dem Gleichgewicht zuständig sind. Wir gehen hier genauer nur auf die zweite Funktion ein.

Nerven, Kerne und Bahnen des akustischen Systems liegen im Bereich der Pons auf der Ebene des Cerebellums. Dort entspringt der N. vestibulocochlearis, der das Ohr versorgt (◘ Abb. 1.7).

Die Lage des Innenohres ist im Os temporale (Felsenbein). Der äußere Gehörgang geht in die Tiefe zum Trommelfell, dahinter liegt das Mittelohr mit den drei Gehörknöchelchen sowie das Innenohr mit seinen beiden Bestandteilen Labyrinthus cochlearis (Schnecke) und Labyrinthus vestibularis (Bogengänge) (◘ Abb. 1.8).

1.3.1 Bestandteile des Labyrinths

Es gibt drei Bogengänge, einen Canalis semicircularis anterior, posterior und lateralis. Sie erfassen Drehbewegungen. Im Vestibulum zwischen Schnecke und Bogengängen liegen die Otholiten Sacculus und Utriculus, zwei Hohlräume mit Rezeptoren, die horizontale (linear) und sagittale (Lift) Bewegungen aufnehmen, sie erfassen Gravitation und Beschleunigung. Am Boden des Utriculus und an der Wand des Sacculus sitzt das Otolithen-Organ (Macula), das Haar- und Stützzellen enthält, die von einer Membran bedeckt sind, in welcher Calciumcarbonat-Kristalle eingelagert sind und wo der N. vestibulocochlearis seine Informationen aufnimmt. Eine solche Rezeptorstruktur (Crista) aus Haar- und Stützzellen liegt auch am Ende jeden Bogenganges, wo sich ein gelatinöses Gebilde (Capula) befindet, das die Bogengänge wie eine Schwingtür verschließt. Ausgekleidet ist das ganze System mit Häuten, in denen eine Flüssigkeit fließt, die Endolymphe, die eine bestimmte physikalische Dichte und somit Trägheit hat.

1.3.2 Funktion des Labyrinths

Je nach Drehrichtung und Drehebene einer Bewegung werden diejenigen Bogengänge gereizt, die der Rotationsebene am nächsten sind. Die Endolymphe fließt oder stoppt, öffnet oder schließt die Capula, was die Haarzellen verbiegt und die Rezeptoren informiert. Die gesammelten Impulse laufen über das Ganglion vestibulare zu den Vestibulariskernen im Kleinhirn, werden hier verschaltet über den Thalamus zum Cortex oder zu den Kernen jener Hirnnerven, welche die Augenbewegungen kontrollieren. Es laufen ebenso Nervenbahnen von den Vestibulariskernen abwärts ins Rückenmark. Sie dienen der Haltungsanpassung und sind für die Stellreflexe des Kopfes zuständig (Ganong 1974).

Wenn sich die physikalische Dichte der Endolymphe unphysiologisch verändert, dies passiert am harmlosesten bei übermäßigem Alkoholgenuss (Brandt und Büchele 1983), lösen sich die Calciumcarbonat-Kristalle im Innenohr ab und verschwimmen in die Bogengänge, meistens in den posterioren Bogengang. Dies verursacht Schwindelsymptome. Ebenso kann eine Reizung des gesamten vestibulären Systems zu Übelkeit, Blutdruckschwankungen, Transpiration, Blässe, Erbrechen (Kinestosen) und zu Schwindel führen.

1

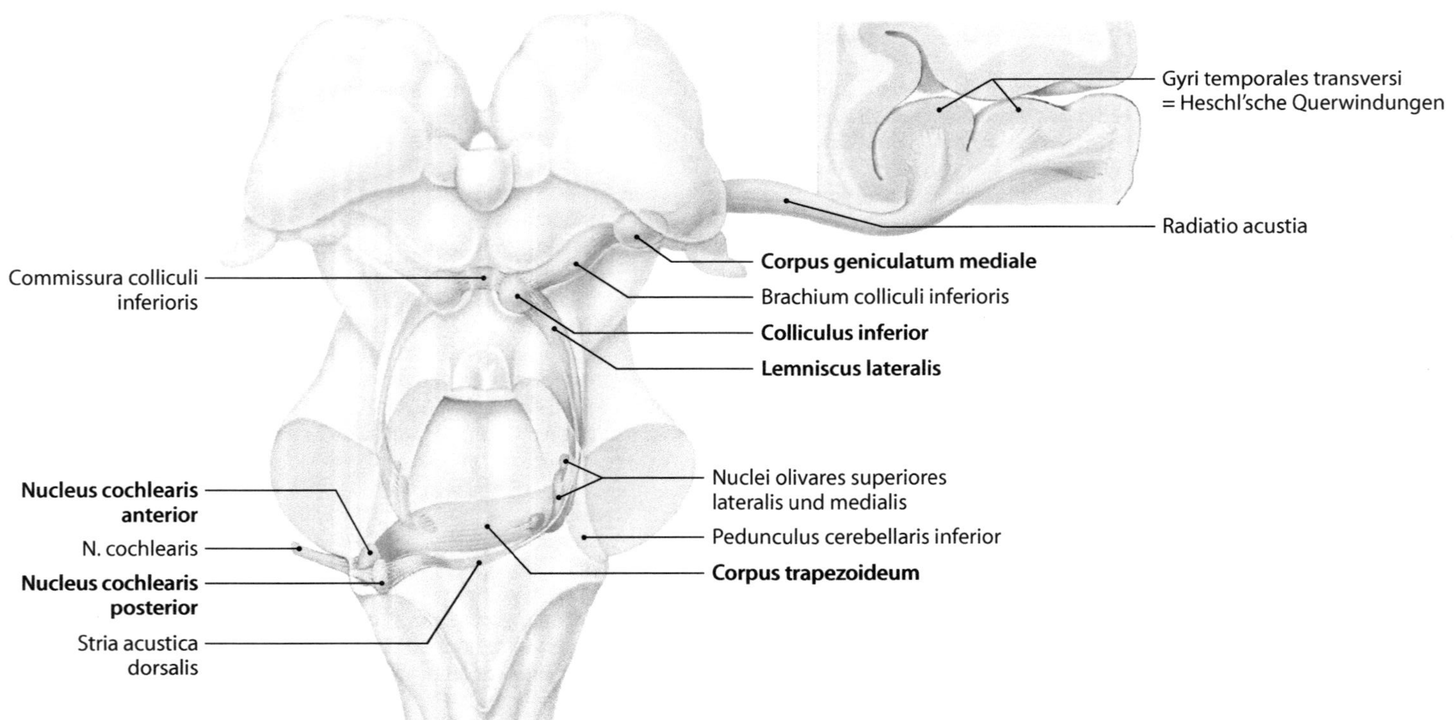

Abb. 1.7 Nerven, Kerne, Bahnen des akustischen Systems, Ansicht von hinten. (Aus Tillmann 2010)

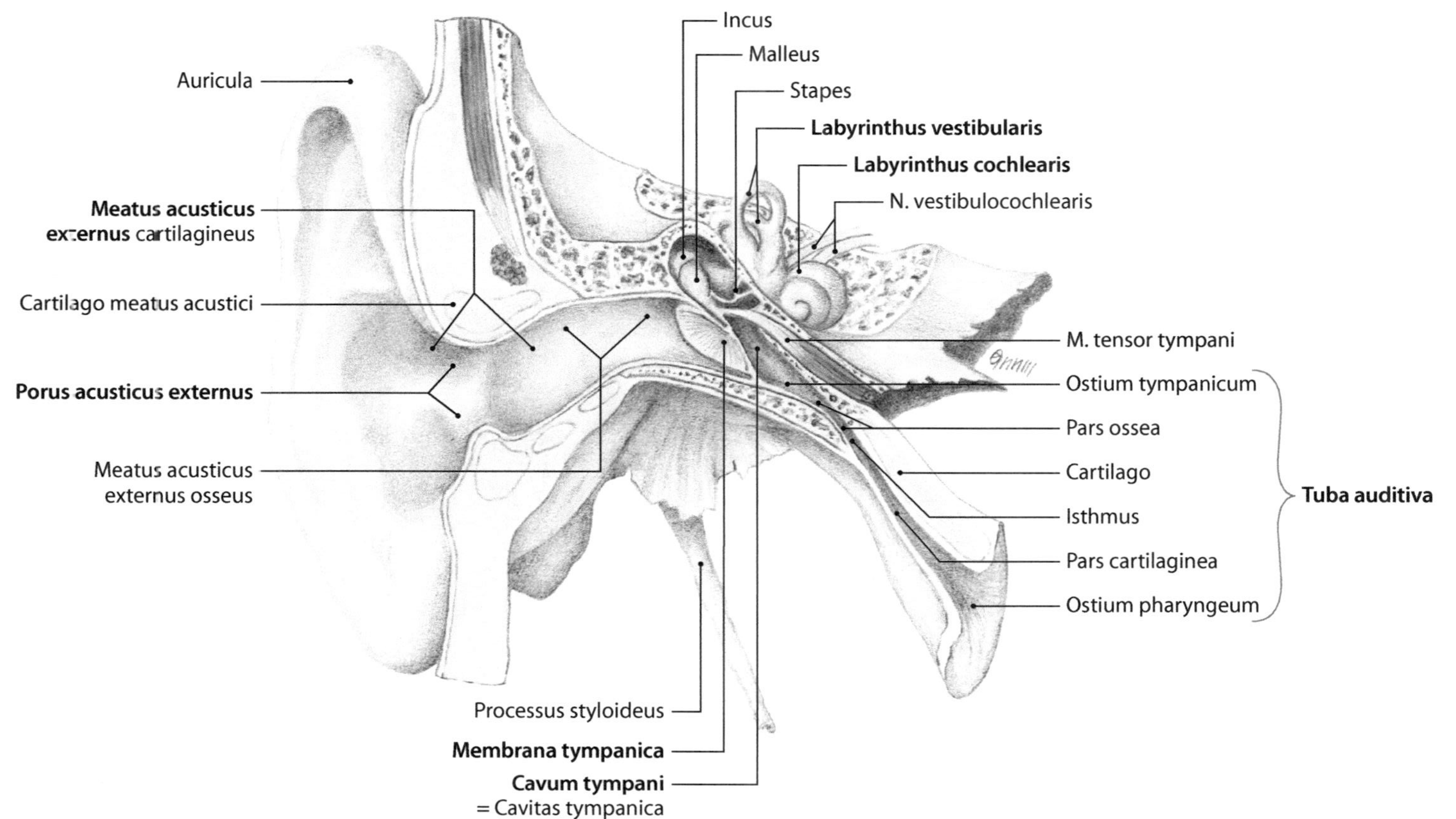

◘ Abb. 1.8 Lage des Labyrinths. (Aus Tillmann 2010)

1.4 Auge und Okulomotorik

1.4.1 Die Sehbahn

Licht oder ein Bild, das auf das Auge trifft, wird über den N. opticus zur Chiasma opticum geleitet, wo etwa 60 % der Fasern gekreuzt werden. Über den Tractus opticus gelangt es dann zum Mittelhirn. Die Impulse werden weitergeleitet zum Rindensehzentrum Area striata im Gyrus occipitalis, dem Ort der Repräsentation der Netzhaut auf der Hirnrinde. Dann werden sie weitergeleitet zum occipitalen Cortex, dem frontalen Augenfeld, über die Basalganglien zurück zum Colliculus, zur Schaltstelle schneller Orientierungsbewegungen im Mittelhirn. Hier gibt es eine Kommunikation mit dem Kleinhirn (Koordinationszentrum zum Erhalt des Gleichgewichtes und synergistische Beeinflussung der spinalen Muskulatur) und Rückmeldung zum Cortex. Die Kerngebiete des N. oculomotorius (III. Hirnnerv), des N. trochlearis (IV. Hirnnerv) und des N. abducens (VI. Hirnnerv) für die Innervation der Augenmuskeln liegen in der Pons. Hier, im Fasciculus longitudinalis medialis, wird das Zusammenspiel der Augenbewegungen (auch für den Pupillenreflex) mit Input von Vestibulariskernen, Nackenmuskulatur, Hirnrinde und Basalganglien verglichen und gesteuert (◘ Abb. 1.9 u. ◘ Abb. 1.10).

Werden bei einem Hypophysentumor die Fasern im Bereich Chiasma opticum gestört, kommt es zu einer beidseitigen Blindheit mit Ausfall beider Hälften des Gesichtsfeldes (Hemianopsie). Eine einseitige Schädigung des N. opticus führt zur einseitigen Hemianopsie.

1.4.2 Augenbewegungen und Nystagmus („Augenzittern", ruckartige Augenbewegungen)

Es gibt vier Formen von **physiologischen Augenbewegungen** (Ganong 1974):
- **Saccaden** sind ruckartige Augenbewegungen beim Wechseln des Blickes von einem Objekt zum anderen.
- Glatte **Folgebewegungen** schauen einem sich bewegenden Objekt hinterher.
- **Vestibuläre Bewegungen** sind Anpassungsbewegungen, die von Impulsen der Bogengänge ausgehen und dem Festhalten eines Fixationspunktes bei Kopfbewegungen dienen.
- **Konvergenzbewegungen** lassen die Sehachse konvergieren, um ein nahegelegenes Objekt zu fixieren.

Aus diesen sich ständig anpassenden Augenbewegungen entsteht bei Bedarf ein **physiologischer Nystagmus**. Der **optokinetische Nystagmus** entsteht durch eine langsame Folgebewegung der Pupillen gegenüber einem bewegten Objekt und eine rasche ruckartige Rückholbewegung **(Eisenbahn-Nystagmus)**. Das Fehlen dieser Augenreaktion ist ein Hinweis auf eine Störung. Optokinetischer Nystagmus kann nicht nur in horizontaler, sondern auch in anderen Ebenen manifest werden, z. B. vertikal im Lift. Ein physiologischer Nystagmus kann erzeugt werden durch eine schwarz-weiße Streifentrommel (Stoll 1986) (▶ Abschn. 3.2.3).

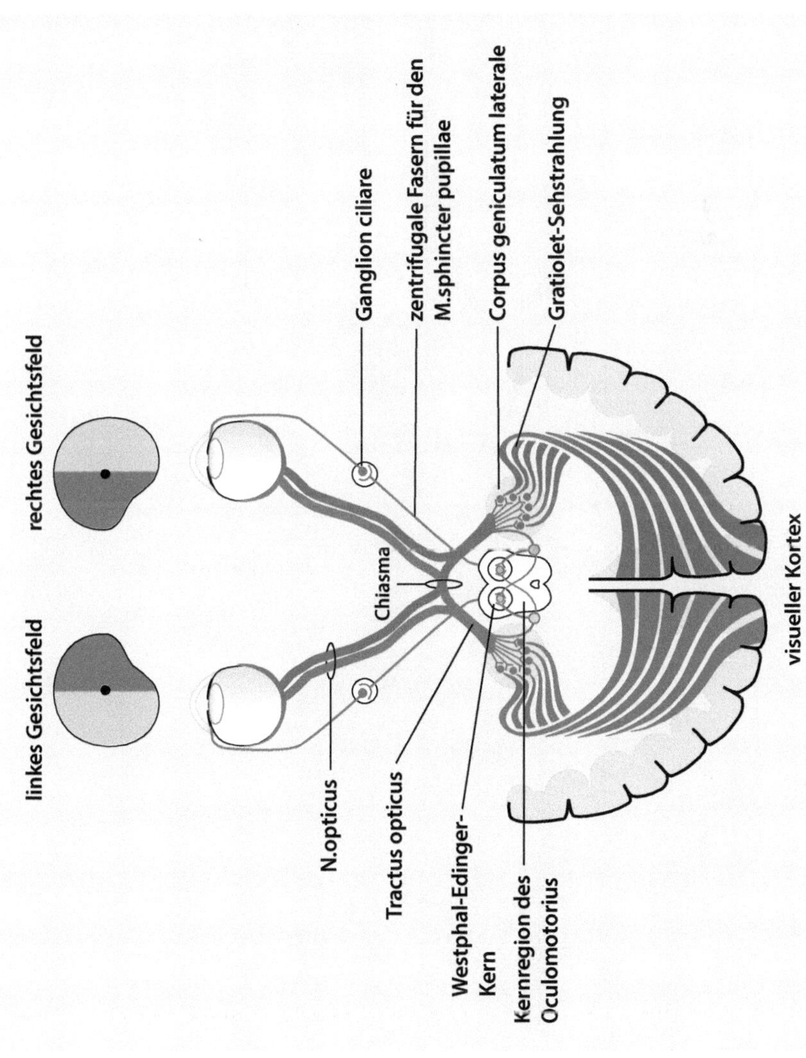

◘ **Abb. 1.9** Die Sehbahn

1

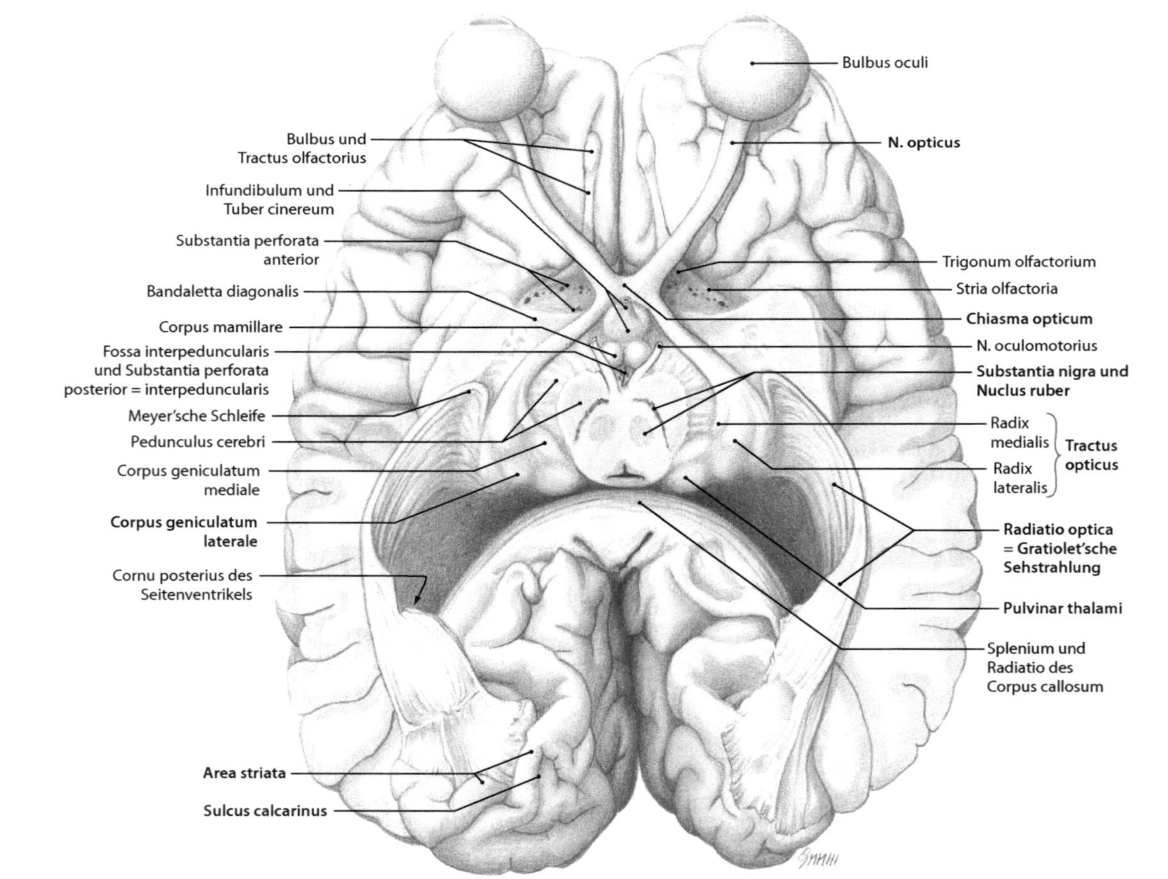

◻ Abb. 1.10   Visuelles System, Ansicht von basal. (Aus Tillmann 2010)

Pathologisch unterscheiden wir einen periphervestibulären Spontannystagmus (häufig von Schwindelsymptomatik begleitet) und einen zentralvestibulären Nystagmus (seltener von Schwindelbeschwerden begleitet). Das beste Mittel, um einen Nystagmus feststellen zu können, ist die Leuchtbrille nach Frenzel oder das Elektronystagmogramm, das die verschiedenen Nystagmusarten unterscheiden kann (Brandt und Büchele 1983).

Es gibt einen Nystagmus nach oben (up beat), einen Nystagmus nach unten (down beat), einen horizontalen Nystagmus, einen vertikalen (synchron oder asynchron), einen konvergierenden und einen rotierenden. Ein guter Diagnostiker kann bereits aus der Form des Nystagmus Rückschlüsse auf den Läsionsort ziehen, so entspringt ein nach oben schlagender Nystagmus dem unteren Olivenkomplex, ein richtungsändernder Nystagmus bei Änderung der Blickrichtung dem Cerebellum oder ein vertikaler Nystagmus dem Mesencephalon.

1.5 Schwindelbezogene Anatomie der Halswirbelsäule (HWS)

1.5.1 Knöcherne Bestandteile

Die Halswirbelsäule ist zwar der kürzeste, aber beweglichste Teil unserer gesamten Wirbelsäule. Sie besteht aus sieben Wirbelkörpern mit Dornfortsätzen, wobei der siebte der größte und prominenteste und somit gut tastbar ist. Alle Wirbelkörper sind versehen mit Querfortsätzen, die ab der Brustwirbelsäule mit den Rippen eine Gelenkverbindung eingehen.

Die Form der Halswirbelkörper (HWK) unterscheidet sich bei dem ersten und dem zweiten wesentlich vom Rest der Wirbelkörper der weiteren Wirbelsäule (◘ Abb. 1.11).

Der 1. HWK gibt eine Extensions-/Flexions-/Rotations-/Translationsbewegung von wenigen Grad frei. Auf die genauere Biomechanik kann hier nicht eingegangen werden. Bei der Lateralflexion kommt dem Untersucher der Querfortsatz in der Bewegungsrichtung spürbar entgegen. Die freie Beweglichkeit von C0/C1 untersucht man am besten in einer Flexionsstellung der übrigen HWS. Ein festsitzender Atlas kann eine Schwindelproblematik auslösen, aber auch Ohrgeräusche (Hülse 1983; Stoll 1994).

Der 2. HWK hat die größte Rotationsfreiheit von ca. 45° aller Halswirbelkörper, es ist kaum eine Translation und Lateralflexion möglich und wenig Bewegungsfreiheit in Flexion und Extension. Eine zu große Beweglichkeit in Richtung Extension durch einen gelockerten Bandapparat kann Schwindelproblematik auslösen.

Alle anderen HWK haben die Möglichkeit, sich gegeneinander in Flexion/Extension/Lateralflexion/Rotation und geringere Translation zu bewegen. Eine Lateralflexion hat aufgrund der Gelenkstellungen immer automatisch eine gegengleiche Rotation zur Folge.

Die gesamte HWS steht physiologisch in einer leichten Lordosestellung.

Degenerative Veränderungen an der Halswirbelsäule können zur Einengung des Wirbelkanals und somit zur Kompression des Rückenmarks führen. Einengungen des Foramen intervertebrale komprimieren die Spinalnervenwurzeln und eine Einengung des Foramen transversarium drückt auf die A. vertebralis und das sympathische Nervengeflecht.

a Ansicht von oben

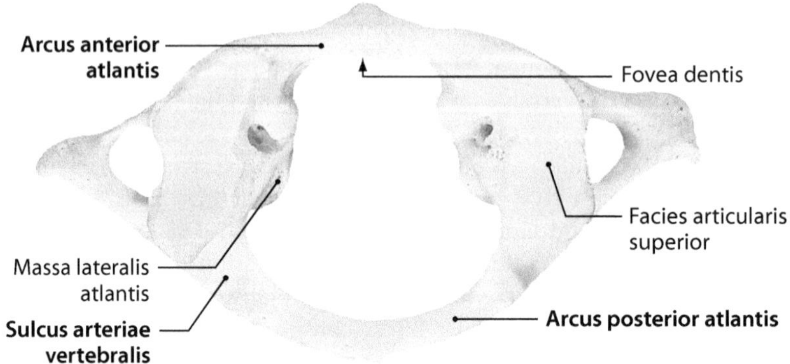

b Ansicht von links-seitlich

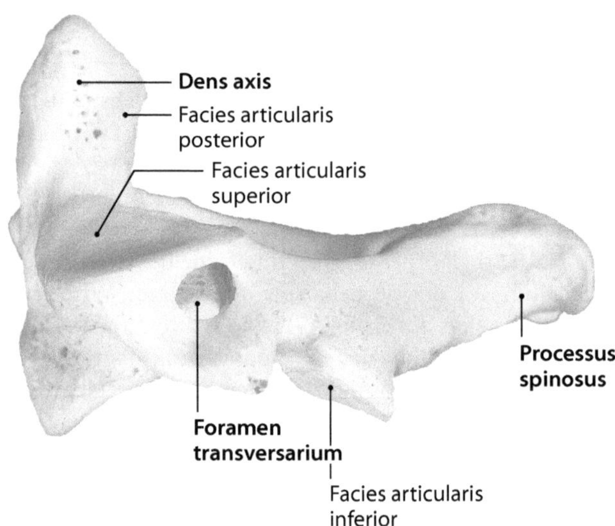

◻ Abb. 1.11   a Anatomie des 1. HWK = Atlas; **b** Anatomie des 2. HWK = Axis. (Aus Tillmann 2010)

Die Nachbarn der HWS sind cranial der Kopf mit den Kiefergelenken, distal die Brustwirbelsäule mit Scapula und Clavicula, mit Acromeon- und den Schultergelenken. Das Kiefergelenk und seine Muskulatur finden immer mehr Beachtung im Zusammenhang mit den oberen Kopfgelenken. Kopf- und Kiefergelenke werden in gegenseitiger Abhängigkeit ausbalanciert (Jager 2004).

Dies zu realisieren ist wichtig für Ansätze, Ursprünge und Funktion der Muskulatur, die auf die HWS einwirkt.

1.5.2 Muskuläre Bestandteile

Ein vielschichtiges Muskelgeflecht umgibt die Halswirbelsäule und gewährleistet die Feinabstimmung des großen Bewegungsausmaßes. Dabei gilt es die verschiedenen Schichten der Muskeln zu beachten (◘ Abb. 1.12).

M. trapezius und M. sternocleidomastoideus liegen in der obersten Schicht, hier können **Triggerpunkte** Schwindel auslösen (Travell und Simons 1998). Die Muskeln M. longissimus capitis und M. semispinalis capitis liegen ebenfalls in der obersten Muskelschicht und sind von dorsal, M. longus capitis von lateral zu sehen.

In der mittleren Muskelschicht sind M. levator von dorsal, M. scalenii und M. splenius capitis von lateral zu sehen. Kurze Nackenmuskeln wie M. rectus capitis, M. obliquus capitis u. a. sind tiefer von dorsal und lateral zu sehen.

Bei der Entstehung von Gleichgewichtsproblematik ist sicher die tiefere Schicht entscheidender.

> **In der HWS-Muskulatur gibt es 4-mal so viele Muskelrezeptoren, was die Stellreaktionen erst möglich macht (▶ Abschn. 2.1.3).**

Die Zungenbeinmuskulatur wie M. stylohyoideus, M. mylohyoideus, M. hyoglossus und besonders die tiefen Halsflexoren wie M. sternothyreoideus, M. sternohyoideus, M. thyreohyoideus, M. omohyoideus u. a. (◘ Abb. 1.12a) stabilisieren die HWS von ventral, besonders Atlas und Axis in der Tiefe, und haben somit Einfluss auf die Kopf- und Halsstellung (◘ Abb. 1.13).

Atlas und Axis werden aber auch von Bändern (Ligamenti) wie Ligg. alaria, Lig. nuchae, Ligg. longitudinalc, Lig. cruciforme und Lig. flavum gehalten und Bewegungen durch diese limitiert.

Wichtige Kiefergelenksmuskeln sind: M. masseter, M. temporalis, M. pterygoideus lat. und med., M. digastricus, M. mylohyoideus, M. geniohyoideus.

Von der Halswirbelsäule ausgehend gibt es außer den knöchernen und muskulären weitere Ursachen von Schwindelstörungen:

- **Vertebrobasiläre Insuffizienz/vaskuläres Syndrom:** Hierbei handelt es sich um eine Durchblutungsstörung der A. vertebralis bzw. im weiteren Verlauf der A. basilaris (▶ Abschn. 3.2.4). Symptomatisch treten lageabhängige Schwindelgefühle, Gleichgewichtsstörungen, Ohrgeräusche, Sehstörungen, Kopfschmerzen und evtl. Bewusstseinsstörungen auf.
- **Neurales Syndrom:** Es besteht eine direkte Einwirkung des sympathischen Nervensystems auf die Sinneszellen des Hör- und Gleichgewichtsorgans und deren Kerngebiete. In keinem Abschnitt der Wirbelsäule besteht eine so enge Verknüpfung mit dem vegetativen Nervensystem (N. vertebralis) (Hülse 1983).
- **Störung des Rezeptorensystems der HWS (Rezeptorentheorie)** (▶ Abschn. 2.6.1).

Die Rezeptoren liegen hauptsächlich im Versorgungsbereich der oberen drei Zervikalnerven, wobei die Rezeptoren in den Gelenken, den Muskeln und den Ligamenti nachgewiesen werden konnten. Eine Störung des Propriozeptorensystems im Kopfgelenksbereich deutet auf eine verfälschte Weiterleitung der Afferenzen an die vestibulären Kerngebiete hin. Die Gelenkkapseln werden von den dorsalen Ästen der

1

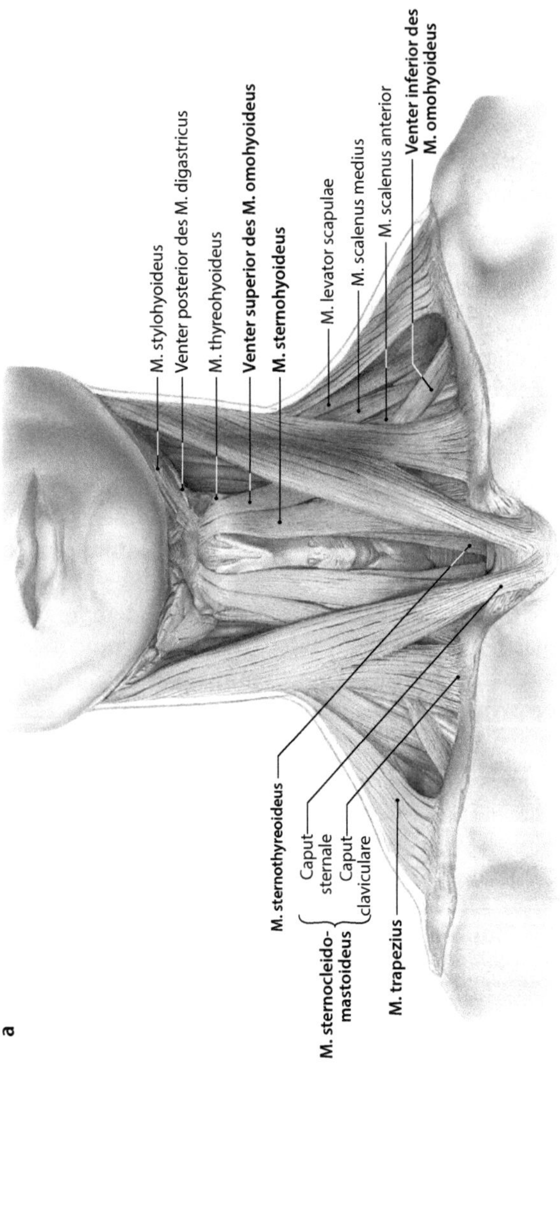

Abb. 1.12 a Halsmuskeln von ventral; **b** HWS-Muskulatur von dorsal; **c** Prävertebrale und tiefe seitliche HWS-Muskulatur. (Aus Tillmann 2010)

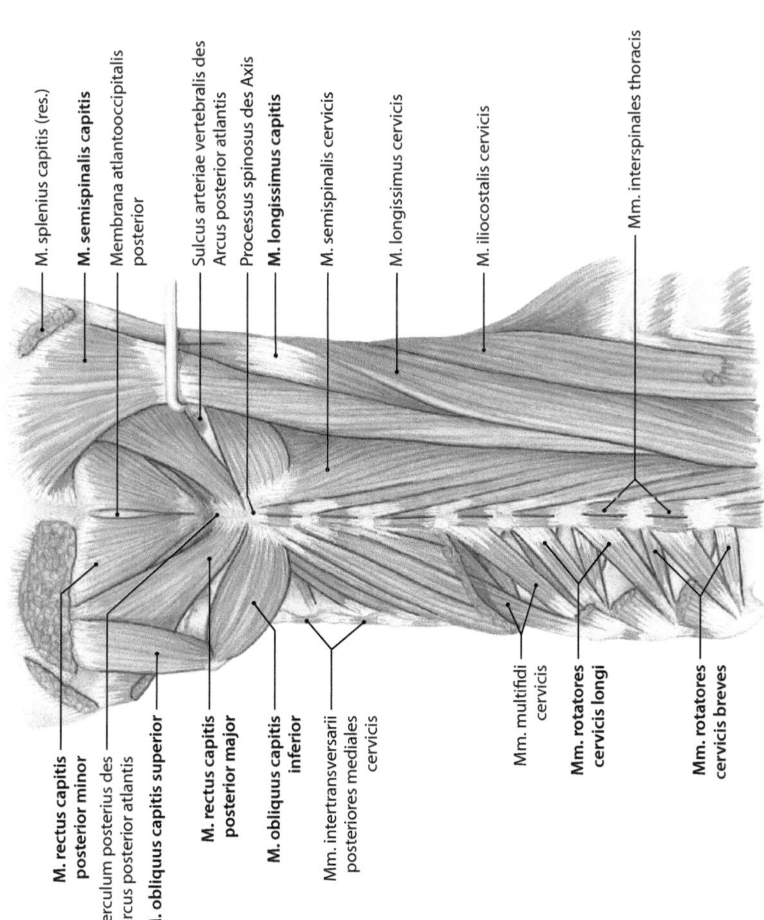

◘ Abb. 1.12　(Fortsetzung)

c

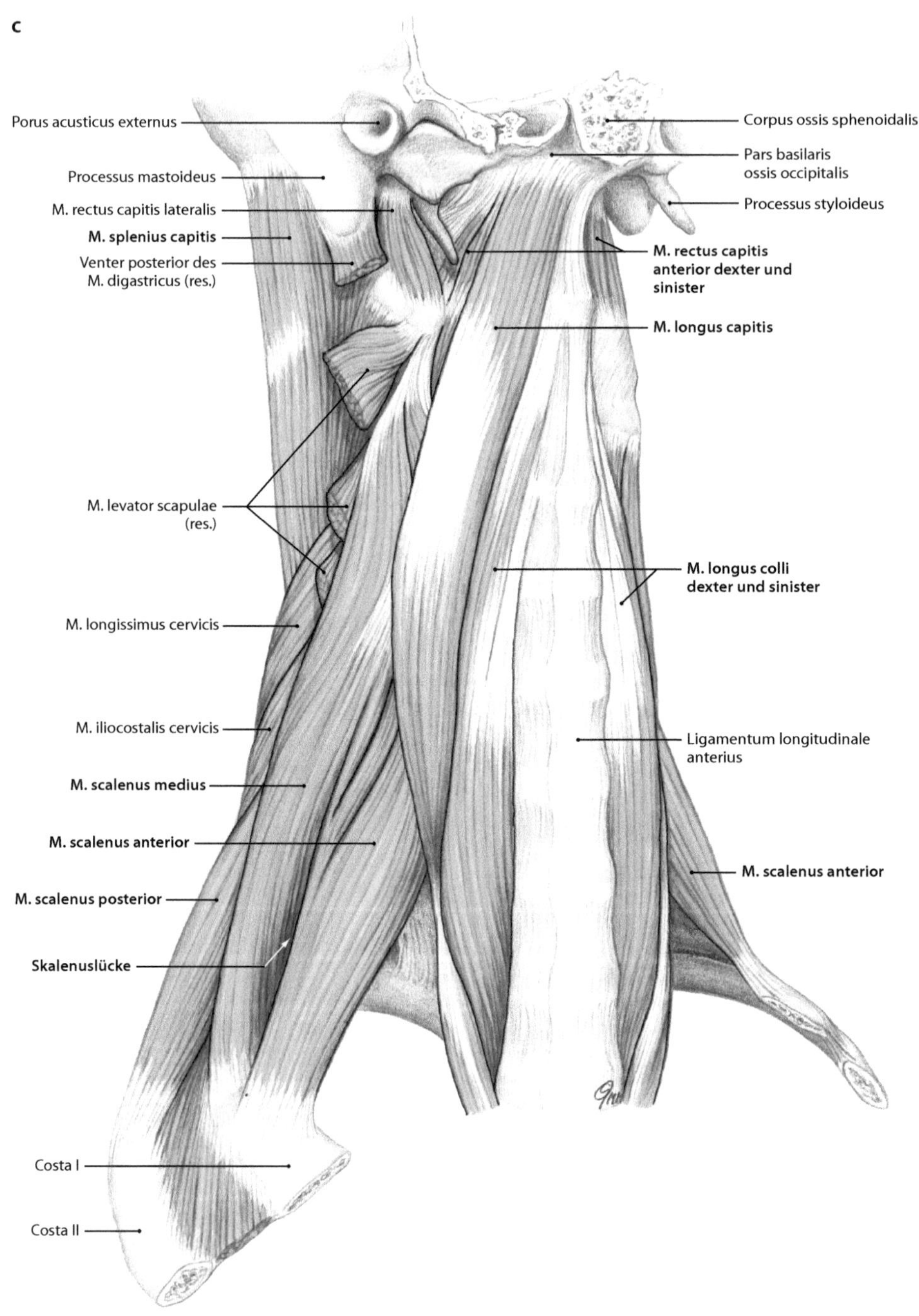

❏ Abb. 1.12   (Fortsetzung)

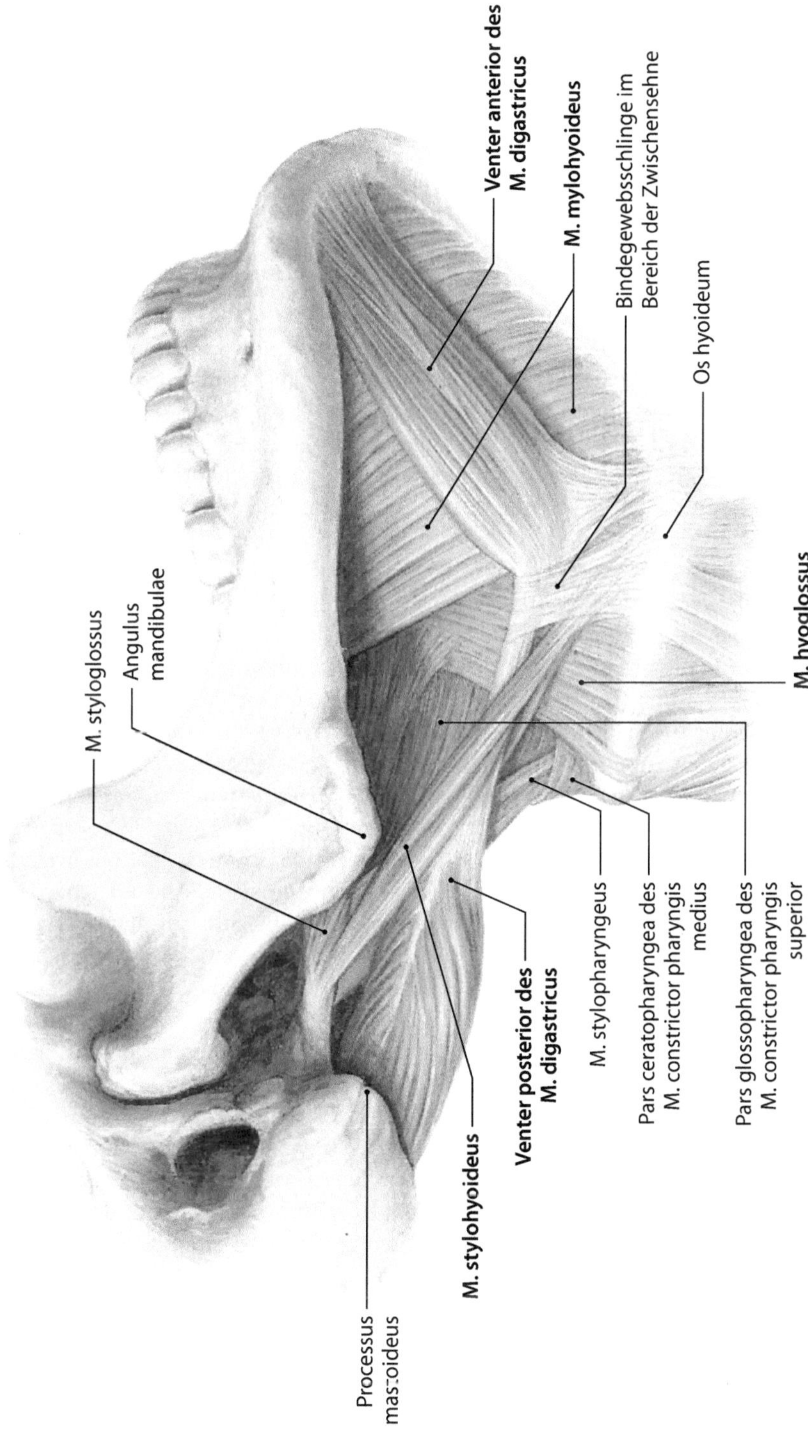

■ **Abb. 1.13** Zungenbeinmuskulatur. (Aus Tillmann 2010)

Spinalnerven versorgt, diese Rami articulares der Nervenwurzeln versorgen nicht nur segmental zugehörige Gelenkkapseln, sondern entsenden bei Nackenbewegungen auch kollaterale Äste zu den ein bis zwei nächsthöher und tiefer gelegenen Gelenken (Hülse 1983; Wiest 2016).

1.5.3 Vaskuläre und nervale Bestandteile

Durch die Lage der Gefäße und Nerven in der seitlichen Halsregion, besonders in der Scalenuslücke, sind diese von Kompression bedroht (◻ Abb. 1.14 und ◻ Abb. 1.15).

Bereits in der Tiefe zwischen M. scalenus anterior und M. scalenus medius, der Clavicula und erster Halsrippe wird die A. subclavia und der Plexus brachialis stark eingeengt, was zu Durchblutungsstörung und nervalen Irritationen im Arm führen kann (Thoracic-outlet-Syndrom). Bei hochgradiger Stenose der A. subclavia sinistra entsteht bei starker körperlicher Belastung des Armes eine Strömungsumkehr mit der A. vertebralis (Subclavian-steal-Syndrom), was dann durch die mindere Blutversorgung im Kopf zu Schwindel führen kann (Tillmann 2010).

Die A. Carotis liegt recht oberflächlich, was bei der Behandlung berücksichtigt werden muss, die A. vertebralis liegt geschützt. Eine knöcherne Engstelle für die A. vertebralis in der Halswirbelsäule, die cranial übergeht in die A. basilaris und das Gehirn versorgt, ist auf ◻ Abb. 1.16 gut zu erkennen. Dies kann zu einer **vertebrobasilären Insuffizienz** und somit zu einer Durchblutungsstörung in ihrem Versorgungsgebiet führen. Ursachen hierfür sind hauptsächlich Arteriosklerose und Uncovertebralarthrose. Aber auch physiologisch gibt es verschiedene Engstellen der A. vertebralis: den Subclaviaabgang, das Foramen transversarium und den Verlauf der Arterie, dann intercranial vom Axis zum Atlas an der Membrana atlantooccipitalis vorbei senkrecht zur Vorderseite des Hirnstamms.

Bei den neuronalen Syndromen geht es sicher auch um die direkte Einwirkung des sympathischen Nervensystems auf die Sinneszellen des Hör- und Gleichgewichtsorgans und deren Kerngebiete. Der zervikale Sympathikus läuft auf dem M. longuscolli entlang. Bei Kopfgelenksstörung auf Höhe C0/C2 kann es zu einer Occipitalneuralgie kommen, bei Störung von C2–C4 zu einer Trigeminusneuralgie. Kopfschmerzen der Hinterhauptsregion und im Gesichtsschädel (Stirn, Augen) deuten auf eine Störung dieser Nerven hin, den typischen neuralgischen „Spannungskopfschmerz". Aber Kopfschmerz muss nicht mit Gleichgewichtsstörungen einhergehen.

Beachtenswert ist in Verbindung zur HWS die lange extensorische Muskulatur der BWS und hier besonders die Verbindung zu C0/C1(z. B. M. semispinalis capitis), da auch sie eine Blockierung dieses Segmentes bewirken kann. Auch eine Blockierung der oberen und mittleren BWS kann somit zu einer Schwindelproblematik führen. Hier an BWK 4–6 sitzen in der Tiefe die Ganglien von Sympathikus und Parasympathikus, unseren vegetativen Nerven.

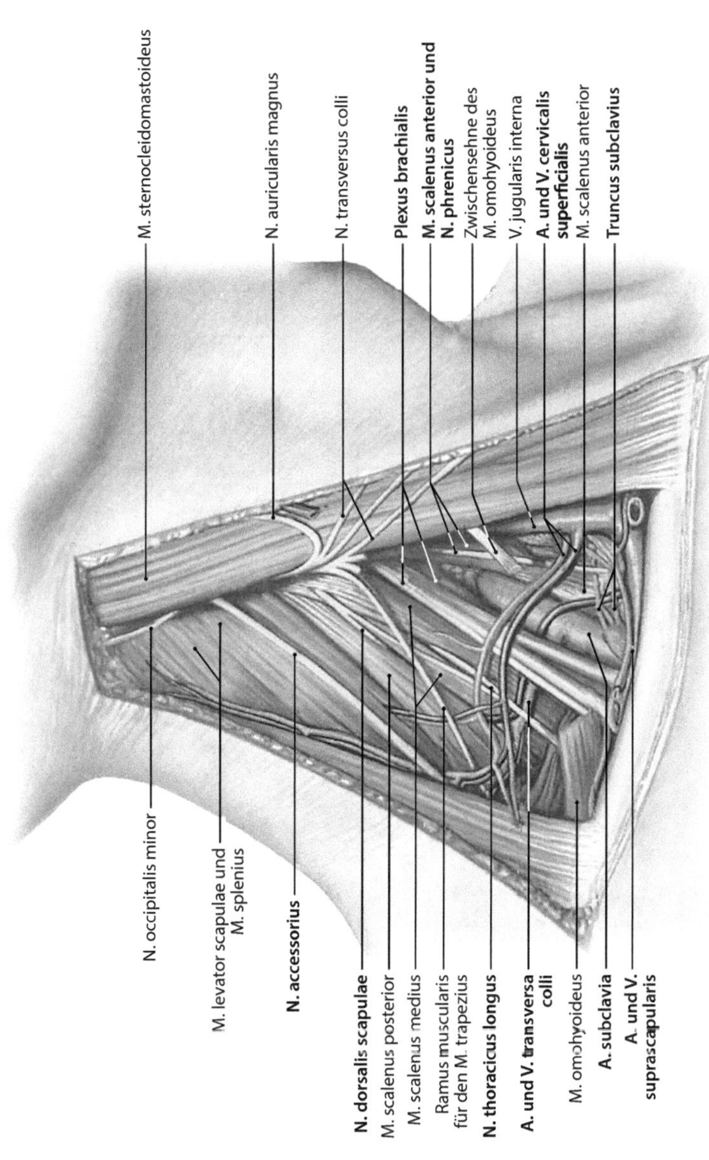

Abb. 1.14 Gefäße und Nervenbahnen im seitlichen Halsdreieck. (Aus Tillmann 2010) Der M. omohyoideus sowie das oberflächliche und das mittlere Blatt der Halsfaszie wurden reseziert.

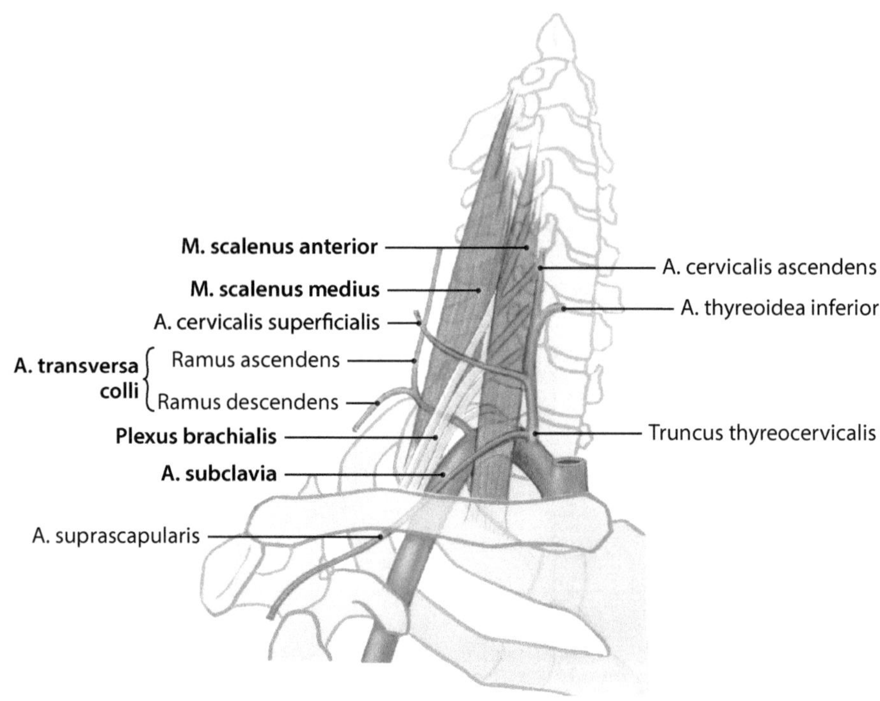

◘ Abb. 1.15   Scalenuslücke in der Tiefe. (Aus Tillmann 2010)

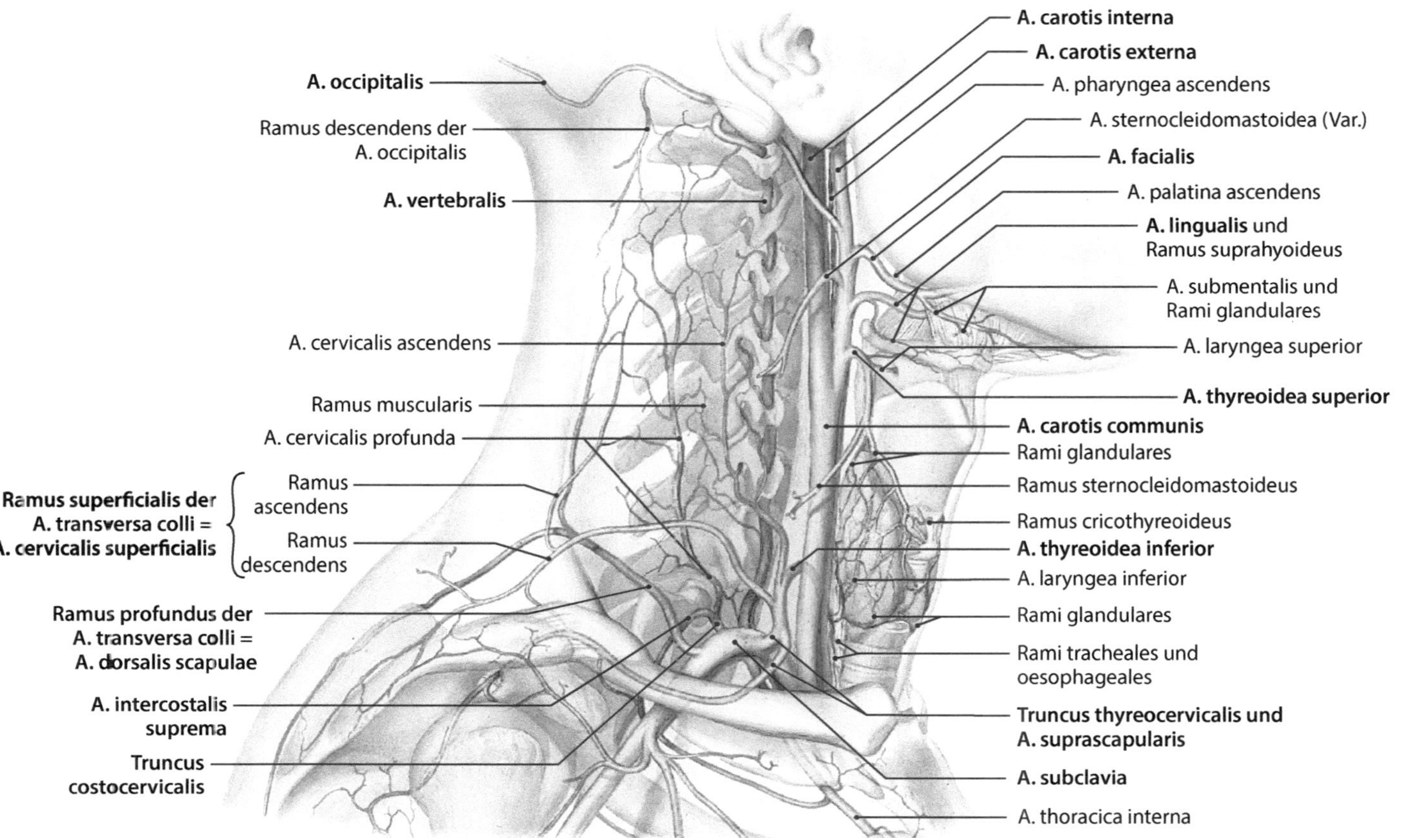

Abb. 1.16 Arterien der seitlichen Halswirbelsäule. (Aus Tillmann 2010)

Literatur

Brandt T, Büchele W (1983) Augenbewegungsstörungen. Fischer, Stuttgart

Dieterich M (2008) Veränderungen im Kortex nach peripher- und zentral-vestibulären Läsionen. In: Scherer H (Hrsg) Der Gleichgewichtssinn: Neues aus Forschung und Klinik 6. Hennig Symposium. Springer, Wien, S 117–123

Ganong WF (1974) Lehrbuch der Medizinischen Physiologie. Springer, Berlin

Hülse M (1983) Die zervikalen Gleichgewichtsstörungen. Springer, Berlin

Jager S (2004) Zervikaler Schwindel in der Manuellen Therapie (OMT-Arbeit)

Stoll W (1986) Schwindel und Gleichgewichtsstörungen. Thieme, Stuttgart

Stoll W (Hrsg) (1994) Schwindel und schwindelbegleitende Symptome. Springer, Berlin

Tillmann BN (2010) Atlas der Anatomie, 2. Aufl. Springer, Berlin

Travell JG, Simons DG (1998) Myofascial pain and dysfunction: the trigger point manual. Lippincott Williams & Wilkin, Philadelphia

Wiest G (2016) Der so genannte zervikogene Schwindel aus neurologischer Sicht. J Neurol Neuro-Chirurgie Psychiatr 17(1):7–12

Schwindelformen

2.1   Definition Schwindel – 29
2.1.1   Sensorische Systeme – 29
2.1.2   Posturaler Regelkreis – 29
2.1.3   Haltungskontrolle – 30
2.1.4   Feedforward – Feedback – 31
2.1.5   Physiologisches/Pathologisches Altern – 31

2.2   Ursachen der Schwindelformen – 33

2.3   Peripher vestibulärer Schwindel – 34
2.3.1   Akuter einseitiger Vestibularisausfall
           (Neuronitis vestibularis) – 34
2.3.2   Morbus Menière – 34
2.3.3   Benigner paroxysmaler Lagerungsschwindel
           (BPLS) – 35
2.3.4   Labyrinthitis – 35

2.4   Zentral vestibulärer Schwindel – 36

2.5   Okulärer Schwindel – 36

2.6   HWS-bedingter Schwindel – 37
2.6.1   Rezeptorentheorie – 37
2.6.2   Vertebro-basiläre Insuffizienz – 38
2.6.3   C2-Instabilität – 38

© Springer-Verlag GmbH Deutschland, ein Teil von Springer Nature 2018
A. Bergmann-Scherer, *Schwindeltherapie,*
https://doi.org/10.1007/978-3-662-56710-4_2

2.7 Zentraler Schwindel – 38

2.7.1 Altersschwindel – 39

2.7.2 Höhenschwindel – 39

2.7.3 Bewegungsschwindel – 39

2.8 Sonstige Schwindelformen – 40

2.8.1 Internistischer Schwindel – 40

2.8.2 Psychischer Schwindel – 40

2.9 Ataxie – 41

Literatur – 42

2.1 Definition Schwindel

Es gibt ganz viele Umschreibungen, wenn man einen Patienten fragt: „Wie ist denn Ihr Schwindel?" Die Wahrnehmung schwankt zwischen Drehschwindel, Schwankschwindel, Falltendenz und diffusem ungerichtetem Schwindel.

Einige in der Physiotherapie geläufige Definitionen, um Schwindel zu beschreiben, sind folgende:

- Wahrnehmung einer nicht vorhandenen Bewegung
- Eine subjektive Störung bei der Orientierung des Körpers im Raum
- Scheinbewegung von Körper und/oder Umwelt (Fetter 2010)
- Jedes Unsicherheitsgefühl in Bezug auf Gleichgewicht
- Ein oder mehrere Komponenten des posturalen Regelkreises befinden sich an der oberen Leistungsgrenze

Was diese letzte Formulierung ausdrücken möchte, wird in ▶ Abschn. 2.1.2 näher beschrieben.

2.1.1 Sensorische Systeme

Der Körper bekommt über mehrere Systeme Informationen darüber, in welcher Situation er sich gerade befindet. Er bedient sich dabei folgender Systeme:

- Visuell (Augen)
- Vestibulär (Ohren)
- Propriozeption (Muskel- und Gelenkrezeptoren)
- Haltungskontrolle

Gibt es unterschiedliche Informationen dieser Systeme an das ZNS, kommt es zu einem Datenkonflikt und dies kann Schwindel erzeugen.

2.1.2 Posturaler Regelkreis

Diese vier Systeme bilden den posturalen Regelkreis, die Informationen der Afferenzen werden im ZNS miteinander verglichen und zu einer Antwort verarbeitet (◼ Abb. 2.1). Die motorische Antwort der Efferenzen ist die Reaktion des Körpers und findet auf Reaktionsebene statt:

- Afferenzen = Input
- Verarbeitung = ZNS
- Efferenzen = Output

Das Zusammenspiel der einzelnen Komponenten des posturalen Regelkreises befähigt uns zu gewöhnlichen Alltagsleistungen wie Aufstehen, Stehen, Gehen bis hin zu Dreifachsprüngen beim Eiskunstlauf oder Akrobatik im Zirkus.

Ist eines der vier Systeme an seiner Leistungsgrenze, setzt es die Gesamtleistung des Systems herab (Hüter-Becker et al. 1997).

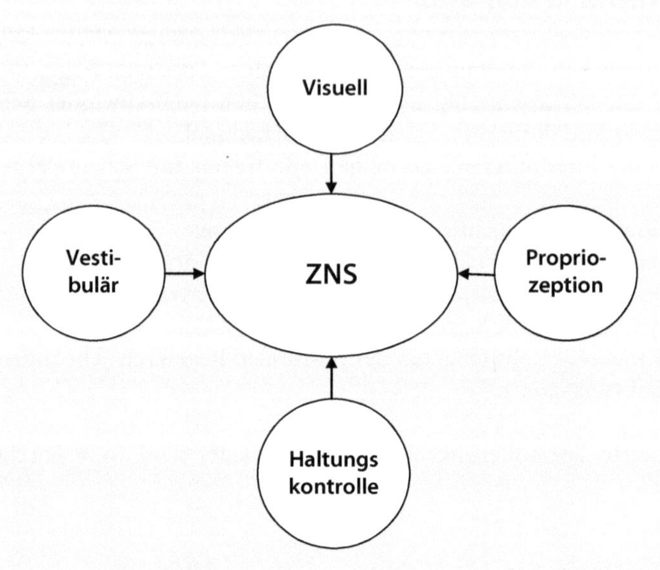

◘ **Abb. 2.1**   Grafik posturaler Regelkreis

2.1.3 **Haltungskontrolle**

Der Körper hat von Geburt an aktive Reflexe. Aus der Pädiatrie wissen wir, dass einige davon bis zu einer bestimmten Lebenszeit (im Säuglingsalter) wieder verschwinden müssen, um die motorische Entwicklung nicht zu stören. Andere bleiben ein Leben lang erhalten und erfüllen eine sinnvolle Funktion. Sie sind also genetisch angelegt, sind primitiv und haben erste Priorität. Hierzu gehören in Bezug auf Erhalt des Gleichgewichtes:

- **Stellreaktionen** = Antwort des ZNS aus Informationen der Nackenrezeptoren, um die Körpermitte zu halten oder wiederzuerlangen
- **Equilibriumsreaktionen** = automatische Adaptation des Haltungstonus = permanente Muskelreaktionen als Feinabstimmung = potenzielle Beweglichkeit
- **Schutzreaktionen** = Schutzschritte, Sprungbereitschaft, Abwehrreaktion der Arme

Bewegen wir uns, verlassen also die sichere Unterstützungsfläche (UST-fläche), um zum Beispiel vom Stuhl aufzustehen, orientiert sich der Körper u. a. an der Stellung des Kopfes. Je nach den Informationen der Rezeptoren aus der Muskulatur, besonders der HWS, antwortet der Körper mit einer motorischen Reaktion im Sinne einer ökonomischen Bewegung, um nicht aus dem Gleichgewicht zu geraten. Diese **Stellreaktionen** helfen uns, die Körpermitte zu halten oder wiederzuerlangen, egal ob wir nur einfach aufstehen, jemandem hinterherschauen oder über Kopf arbeiten.

Steht ein Mensch auf der Stelle, steht er nicht wirklich still. Seine Muskulatur, besonders die der Wirbelsäule und der Füße, sind ständig in einer gewissen Anspannung, dem sogenannten Haltungstonus, der bewirkt, dass wir nicht umfallen oder zusammenklappen. Eine ständige Feinabstimmung der Muskulatur und Tonusanpassung findet statt. Hier bedienen wir uns der **Equilibriumsreaktionen.**

Falls wir dann doch einmal aus dem Gleichgewicht geraten und drohen zu fallen, hat der Körper einige **Schutzreaktionen** parat, um Schlimmeres zu verhüten und uns zu schützen. Als Erstes werden Gleichgewichtsreaktionen aktiviert, z. B. Heben eines Armes zur Seite, Strecken eines Beines im Sinne eines Gegengewichtes, Neigen des Oberkörpers, um unseren Körper über der UST-fläche gleichmäßig zu verteilen. Wenn dies nicht mehr ausreicht, können wir entweder Schutzschritte machen, zur Seite, nach vorne oder nach hinten, in Sprungbereitschaft sein oder beim Fallen eine Abwehrreaktion der Arme zum Abstützen nach vorne, zur Seite oder nach hinten hervorrufen, um uns zu schützen.

Eine Interaktion zwischen automatischen Bewegungsmustern und der Problemlösung durch das posturale System verhindert Stürze.

Diese Reaktionen des Körpers laufen absolut auf der Reflexebene ab, brauchen nicht weiter überlegt zu werden. Sie sind also keine Antwort des ZNS auf der Willkürebene, unterliegen nicht unserer Entscheidung. Wir unterscheiden aber trotzdem zwei Ebenen der Antwort.

2.1.4 Feedforward – Feedback

Nach dem **Input** an das ZNS durch Visus, Vestibularorgan und Propriozeption kommt es zu einer Verarbeitung im ZNS und einer Antwort im Sinne eines **Output**, der posturalen Anpassung und Antwort des Körpers im Sinne einer adäquaten Bewegung.

Die Antwort im Sinne von **Feedforward** ist eine Antwort des ZNS auf erwartete Störungen, z. B. wenn ich seit meiner Kindheit weiß, dass die letzte Stufe der Kellertreppe höher ist als alle anderen, fällt mein Schritt entsprechend aus.

Die Antwort im Sinne von **Feedback** ist eine Antwort des Körpers auf unerwartete Störungen, z. B. ist eine neue Baustelle vor dem Haus eine Stolpergefahr und trotzdem fallen wir nicht, wenn wir in ein Loch treten.

> **Motorische Antworten des Körpers im Sinne von Feedforward und Feedback laufen ausschließlich auf der Reflexebene ab.**

2.1.5 Physiologisches/Pathologisches Altern

Die Antwort des Individuums unterliegt noch anderen Kriterien. Nämlich der Bewegungsfähigkeit des Körpers. Diese nimmt im Alter bekanntermaßen ab, wobei wir physiologisches und pathologisches Altern unterscheiden sollten.

> **„Altern" kann definiert werden als ein zunehmender Funktionsverlust auf dem Boden struktureller Veränderungen.**

Dies betrifft Gelenke ebenso wie Muskulatur, Nerven, ZNS, Visus und Vestibularorgan. Sämtliche Komponenten des physiologischen Alterungsprozesses sind aber auch bereits Ansätze für physiotherapeutische Behandlungen nach dem Grundsatz „Training hilft!"

Der **physiologische Alterungsprozess** beginnt bereits ca. ab dem 25. Lebensjahr. Wir betrachten hier nur das Modell des biologischen Alterns (Hüter-Becker et al. 1997).

Knochen Im Laufe des Lebens erfährt der Mensch eine veränderte Dynamik der Zellpopulation und somit ab der 6. Lebensdekade eine physiologische Osteopenie, es verändert sich die kristalline Eigenschaft der Mineralien, der Proteingehalt und die Knochenarchitektur. Es kommt zu schlechterer Biegbarkeit bei Belastung und somit schneller zu Frakturen.

Gelenke Diese vermindern ihre Beweglichkeit im Sinne des stehenden Begriffes „Altersgelenk". Aufgrund von Umbau der Kompakta zu Spongiosa und somit Einbuße der Elastizität des Knochens, der Umbau von elastischen zu kollagenen Fasern in Sehnen, Bändern und Kapsel und Verlust der Synovia aufgrund des verminderten Wasser- und Stoffwechselhaushaltes verändert sich das Gelenk.

Muskulatur Eine Mischung aus primär myogenen und sekundär neurogenen und kardiovaskulären Veränderungen führt zu einer Kraftminderung durch geringere Muskelmasse. Diese verringert sich auch durch vermindertes Bewegungsverhalten. Der Verlust an Schnellkraft erklärt sich durch einen Faserumbau der Fast-twitch-Fasern in Slow-twitch-Fasern; dies führt zu einer Muskelarbeit eher im Ausdauerbereich.

Nerven Nerval betrachtet kommt es zu einer Verringerung der Leitfähigkeit und Vergrößerung der motorischen Einheit, eine Abnahme des synaptischen Kontaktes durch verringerten Stoffwechsel und somit zu verminderter Bewegungskoordination und Feinmotorik.

ZNS Es kommt zu einem Volumenverlust, einer physiologischen Gehirnatrophie durch Neuronenuntergang, Minderdurchblutung und Stoffwechselverlust. Dadurch resultieren Veränderungen der kognitiven, motorischen und psychischen Leistungsfähigkeit.

Ohr Im Alter kann sich eine geringe Schwerhörigkeit entwickeln, die man bis zu einem gewissen Grad hinnehmen kann. Ob man den Kühlschrank nicht mehr hört, eher hohe Töne wie z. B. das Telefon schwer hört, bei Versammlungen oder Festen mit hohen Umweltgeräuschen Hörprobleme hat: der Übergang zur behandelbaren Schwerhörigkeit ist fließend.

Augen Eine Sehschwäche ist nicht nur altersbedingt, auch Kinder tragen schon eine Brille. Doch im Laufe des Lebens nimmt der Bedarf durch eine voranschreitende Verminderung des Sehvermögens zu. Wer trotz der Korrektur durch das Tragen von Brille oder Kontaktlinsen nicht das normale Sehvermögen erreicht, gilt als sehbehindert (nach WHO).

In jungen Jahren sind die leistungsbegrenzenden Faktoren aufeinander abgestimmt: Die Leistungsfähigkeit entspricht der Belastbarkeit. Wenn im Alter eine Komponente der Leistungsfähigkeit nicht mehr so belastbar ist (z. B. Herz/Kreislauf oder Lunge), wird dieses schwächste Glied der Kette zum limitierenden Faktor der allgemeinen Leistungsfähigkeit.

Pathologische Veränderungen im Alter in Form einer manifesten Erkrankung können zu Bewegungsminderung und Einschränkungen in der posturalen Antwort durch veränderten Input führen (▶ Abschn. 2.1.2). In Bezug auf die Gelenke sind dies Osteoporose, Frakturen, Arthrosen, TEP oder Amputation. Muskeln können sich im Tonus verändern, Ansatzreizungen und Rupturen sind die Folge. Das ZNS erfährt Minderung im Sinne von Demenz, Apoplex oder Morbus Parkinson, die Nerven werden geschädigt im Sinne von z. B. Polyneuropathie. Die Sehstärke lässt über die Norm hinaus nach bis hin zur Erblindung, das Gesichtsfeld kann aufgrund einer neurologischen Erkrankung eingeschränkt werden. Ein mehr oder weniger starker Gehörverlust bis hin zur Taubheit aufgrund einer entzündlichen Erkrankung, eines Tinitus oder eines Morbus Menière sind im Bereich des Möglichen.

2.2 Ursachen der Schwindelformen

Es gibt neben den Ursachen für Schwindel aus dem propriozeptiven, dem vestibulären oder okulären System noch viele weitere Ursachen für Schwindelentstehung.

Es ist schon eine wertvolle Hilfe, zu begreifen, wie viele Ursachen und Formen von Schwindel es geben kann (◘ Abb. 2.2). Wichtig ist die Unterscheidung von zentralem und peripherem Schwindel, von Schwindel, der aus dem motorischen Bereich herrührt oder ob z. B. eine internistische Ursache zugrunde liegt. Am bekanntesten ist der vestibuläre Schwindel, und hierfür haben Physiotherapeuten sofort Übungen parat. Doch nicht jeder Schwindel ist ursächlich vestibulär.

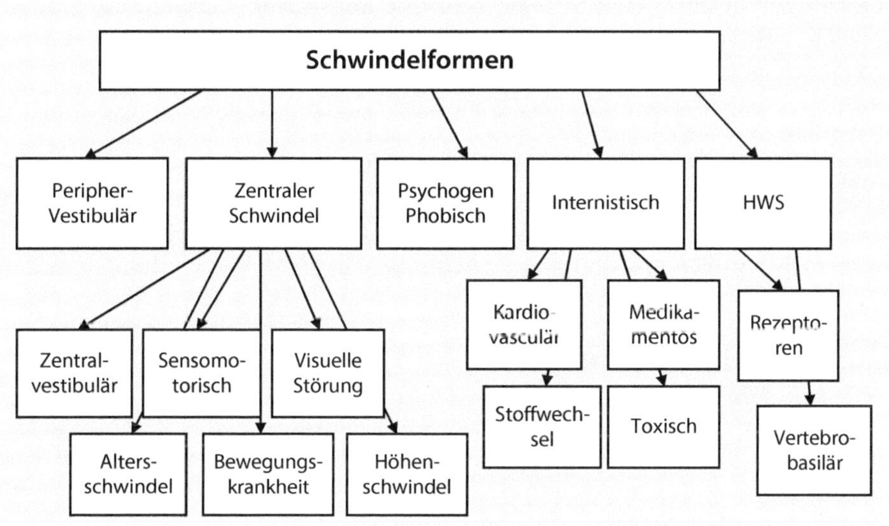

◘ **Abb. 2.2** Übersicht der Schwindelformen

2.3 Peripher vestibulärer Schwindel

Oftmals werden Patienten mit einem meist plötzlich auftretenden Schwindel in stärkster Form konfrontiert. Meistens gibt es eine diagnostisch nachvollziehbare Ursache. Der erste Gang um Hilfe sollte zum Arzt gehen, was die Betroffenen meistens auch tun, es geht ihnen sehr schlecht! Bei einem günstigen Verlauf sollte der Hausarzt dann verschiedene Konsultationen veranlassen und einen Neurologen, Kardiologen oder HNO-Arzt hinzuziehen. In den meisten Fällen wird ein HNO-Arzt der richtige Ansprechpartner sein. Mehrere Ursachen können besonders in den ersten Tagen diagnostisch erkannt werden.

2.3.1 Akuter einseitiger Vestibularisausfall (Neuronitis vestibularis)

- **Definition**

Akut auftretender Drehschwindel mit Falltendenz aufgrund einer Erkrankung des Labyrinths und/oder der neuronalen Verbindung zum Gehirn.

- **Symptome**
  - Akut auftretender Drehschwindel als Dauerschwindel für einige Tage bis Wochen mit Übelkeit und Erbrechen
  - GG-Störungen mit Falltendenz zur betroffenen Seite
  - Spontannystagmus zur gesunden Seite
  - Normales Hörvermögen!

- **Pathogenese**

Die Ursache ist meist viral bedingt, z. B. eine noch nicht abgeklungene Erkältung, vaskulär, also eine temporäre Durchblutungsstörung des Innenohres, oder der Schwindel hat eine metabolische Ursache.

- **Verlauf**

Meist klingen die Symptome in einigen Tagen oder Wochen ab, es gibt eine 80%ige spontane Rückbildungstendenz (Fetter 2010). Übungen führen zu einer vestibulären Kompensation und zu einer funktionellen Erholung der Reflexe, einer Besserung der Schwindelwahrnehmung und somit einem Zuwachs an Mobilität (Herdmann 2007).

2.3.2 Morbus Menière

- **Definition**

Anfallsartiges Auftreten von Drehschwindel, Tinitus und Hörverlust ohne Vorankündigung.

- **Symptome**
  - Schwindel
  - Tinitus
  - Hörverlust

- **Pathogenese**

Resorptions- und Produktionsstörung der Endolymphe.

- **Verlauf**

Nicht voraussagbar, häufig jahrelang progredient.

2.3.3 Benigner paroxysmaler Lagerungsschwindel (BPLS)

Auch benigne periphere paroxysmale Vertigo (BPPV).

- **Definition**

Ein akut, oft über Nacht auftretender, starker lagerungsabhängiger Dreh- oder Schwankschwindel mit Übelkeit und Falltendenz.

- **Symptome**
  - Akuter Schwindel
  - Übelkeit bis Erbrechen
  - Starke GG-Störungen mit Falltendenz ohne Tinitus und Hörverlust

- **Pathogenese**

Gelöste und verschwommene Otolithenpartikel (Kalziumkarbonatpartikel im Innenohr) und somit gutartig, gut mit Umlagerungsübungen behandelbar.

- **Verlauf**

Sehr unterschiedlich, therapiebedürftig.

2.3.4 Labyrinthitis

- **Definition**

Schwindelsymptomatik mit Ohrenschmerzen aufgrund einer vorangegangenen Erkältung.

- **Symptome**
  - Schwindel
  - Ohrenschmerzen
  - Evtl. Übelkeit
  - GG-Störungen
  - Reduzierter Allgemeinzustand mit oder ohne Fieber

2

- **Pathogenese**

Komplikation einer Otitis media (Mittelohrentzündung).

- **Verlauf**

Medikamentös behandelbar, evtl. Umlagerungen für Restbestände.

2.4 Zentral vestibulärer Schwindel

- **Definition**

Ein unklarer, nicht richtungsgenauer Schwankschwindel, der schleichend oder plötzlich auftritt.

- **Ursache**

Traumatische, vaskuläre oder tumorbedingte Schädigung der Läsionsorte im Mittel- oder Kleinhirn: Thalamus, Zerebellum, Medulla oblongata, Pons (Brücke), Vestibulariskerne und/oder des zugehörigen Nerven vestibulocochlearis.

- **Symptome**

Nicht so starker, richtungsgenauer mäßiger Dauerschwindel mit Nystagmus und anderen Begleitsymptomen wie Ohrgeräuschen, Hörstörung, Gang- und GG-Störung, Sehstörungen, Kopfschmerzen, Drop attack (kurze Bewusstseinsstörungen).

- **Pathogenese**

Traumata wie Schädelbasisfraktur, Hirnstammveränderungen (z. B. Kleinhirnbrückenwinkel-Tumor), Kleinhirnprozesse (M. Parkinson, Demenz, Alzheimer), Schädigung des N. vestibularis (Akustikusneurinom).

- **Verlauf**

Progredient ohne Intervention wie z. B. OP.

❶ Cave
Diese Art von starkem Schwindel ist absolut Red Flag: keine Behandlung durch Physiotherapeuten ohne ärztliche Abklärung!

2.5 Okulärer Schwindel

- **Definition**

Ein richtungsungenauer Schwindel nach Öffnen der Augen.

Hinweise auf die Ursache des Schwindels im Bereich einer Störung des Auges geben Angaben in der Anamnese und bei den Tests (z. B. Sensory Organization Test = SOT, vestibulookulärer Reflex = **VOR** und optokinetischer Reflex = **OKR**). Der beste Hinweis auf eine Störung im Bereich des Auges ist die Aussage des Patienten, dass der Schwindel sich bei Augenschluss legt. Dies kann schon im Liegen der Fall sein oder erst in höherer ASTE (z. B. Höhenschwindel).

> **Ursachen**

- Schädigung des Gehirns (Cortex, Hirnstamm, Augenkerne, Nerven, z. B. Entzündung des N. opticus).
- Schädigung der Augen: Augenmuskellähmungen sind hier an erster Stelle zu nennen, eine Heterophorie (= latentes Schielen) kann durch zusätzliche Störfaktoren wie Ermüdungszustand, Medikamente (wie z. B. Tranquilizer, Muskelrelaxanzien) oder eine Hirnerschütterung zu einer dekompensierten Heterophorie führen mit Stirn-Augen-Schmerz, Schwindel, Verschwommensehen oder Doppeltsehen. Ursache für Letzteres ist eine nicht deckungsgleiche Abbildung auf beiden Netzhäuten (Aniseikonie). Durch den **Abdecktest (Cover-Test)** kann man der Diagnose des Schielens auf die Spur kommen. Ebenso kann ein akutes Glaukom Schwindel verursachen (Kaufmann et al. 1986).

Aber es gibt auch harmlosere in den Augen begründete Ursachen, die zum Schwankschwindel führen. Aufgrund einer falschen Brillenstärke, einem falsch eingestellten Zylinder kann es zu einer Überlastung der Stellmuskulatur des Augapfels kommen.

Unter 3-D-Schwindel versteht man eine Irritation (Datenkonflikt) des ZNS durch Sehen eines schnellen 3-D-Filmes und der Information des GG-Organs im Ohr „Ich sitze ja ruhig!"

2.6　HWS-bedingter Schwindel

Die Akzeptanz eines HWS-bedingten Schwindels wird seit der Entstehung der Manualtherapie diskutiert und inzwischen als gegeben akzeptiert (Lewitt 1977; Hülse 1983; Jansen 1993). Eine hohe Zahl von Patienten spricht auf eine muskuläre und/oder artikuläre Therapie der HWS mit deutlicher Besserung an. Wobei die Ursachensuche alle Gelenke der HWS, insbesondere der oberen Kopfgelenke, und die Muskulatur in diesem Bereich beinhalten sollte. Auch sollte man bedenken, dass ein länger anhaltender Schwindel sekundär auch zu verspannter Muskulatur führen kann.

Der Schwindel kann als leichter Dauerschwindel oder bewegungsabhängig, besonders von bestimmten Kopfhaltungen oder -bewegungen her, auftreten, etwa durch Extensions- oder Rotationsbewegungen der HWS.

Im Fokus sollten blockierte Gelenkübergänge von C0/C1, eine Atlasblockierung, ein auffälliges Gelenkspiel und somit Instabilität von C2, weitere Blockierungen der mittleren und unteren HWS, des CTÜ und der oberen bis mittleren BWS stehen. Das Zusammenspiel von hypertoner Muskulatur und darauf folgender Gelenkblockierungen lässt sich nur in Kombination dauerhaft erfolgreich behandeln. Mit einer einfachen HWS-Untersuchung kann man die einzelnen Abschnitte gut unterscheiden (▶ Abschn. 3.2.4).

2.6.1　Rezeptorentheorie

Wir haben bereits über die 4-mal so hohe Rezeptorendichte in der Muskulatur der HWS gesprochen (▶ Abschn. 1.5). Besonders die kurzen gelenknahen Muskeln weisen eine hohe Dichte von Muskel- und Sehnenspindeln auf (Hülse 1983).

Die Propriozeption der Muskeln und Facettengelenke der oberen Segmente der HWS werden mit dem zerviko-okulären Reflex (= COR) getestet, er spielt aber eher eine untergeordnete Rolle (Wiest 2016).

Afferenzen der HWS haben Verbindungen zu den Vestibulariskernen und Zentren der Okulomotorik. Somit ist es nicht schwer vorstellbar, dass bei einer stark verspannten Nackenmuskulatur die Information dieser Muskelrezeptoren an das ZNS nicht normal ausfällt. Eine Behandlung im Sinne von Lockerung und Dehnung der kurzen Nackenmuskulatur, aber auch der darüber liegenden langen HWS-Muskulatur, unter Einbeziehung des CTÜ und der oberen BWS ist erfolgversprechend.

2.6.2 Vertebro-basiläre Insuffizienz

Die arterielle Versorgung des Gehirns geht durch die HWS (A. vertebralis/A. basiliaris). Erfährt das Gehirn durch eine Verkalkung dieser Arterien eine Minderdurchblutung, kann es auch zu Schwindelgefühlen kommen. Diese differenzialdiagnostische Abklärung gehört in die Hände des Arztes (Doppler-Untersuchung). Der uns Physiotherapeuten zur Verfügung stehende De-Kleyn-Hängetest (▶ Abschn. 3.2.4) ist sehr umstritten, da man bewusst eine Minderdurchblutung herbeiführt!

2.6.3 C2-Instabilität

Eine anatomische Gegebenheit sollte uns sehr vorsichtig sein lassen: Der Dens, der 2. HWK, ragt in den 1. HWK kranial mit einem Dorn hinein und kann bei Instabilität durch zu lasche Bänder auf den Rückenmarkskanal drücken. Dies ist eine Gefahr, die es zu erkennen gilt. Hierfür gibt es spezielle Instabilitätstests (▶ Abschn. 3.2.4). Die einzige Behandlungsstrategie ist hier muskuläre Stabilisierung, um dieses Bild abzumildern. Keine Mobilisierung, keine Dehnungen!

2.7 Zentraler Schwindel

■ **Definition**

Ein unklarer, nicht richtungsgenauer Schwankschwindel, der schleichend oder plötzlich auftritt.

■ **Ursache**

Traumatische, vaskuläre oder tumorbedingte Schädigung des zentralen Nervensystems, der Läsionsorte Cortex, Thalamus, Zerebellum, z. B. zerebrovaskulärer Insult (TIA, Apoplex).

■ **Symptome**

Je nach Läsionsort ist ein mäßiger bis starker Schwindel mit Begleiterscheinungen zu spüren. Diese sind je nach Schädigungsort ausgeprägt.

■ **Verlauf**

Sehr unterschiedlich, schwer behandelbar. Es ist keine visuelle Korrektur des Schwindels möglich.

> ❶ **Cave**
> **Folgende Symptome sind Red Flags: Halbseitenlähmung, Sprachstörung, Gefühlsstörung bzw. Wahrnehmungsstörung einer Körperhälfte, Sehstörungen mit Blickfeldeinschränkung, Schluckstörung. Hier erfolgt keine physiotherapeutische Behandlung ohne ärztliche Abklärung!**

2.7.1 Altersschwindel

Patienten mit Schwindel sind zu 80 % über 65 Jahre alt. Dies macht deutlich, dass das Risiko, an Schwindel zu erkranken, mit dem Alter steigt. Das ist auch die Erfahrung aus der Praxis. Der Altersschwindel kann multifaktorielle Ursachen haben: zentral, propriozeptiv, vestibulär oder visuell, oft in einer Mischform. Herauszufinden, was genau die Hauptursache ist, um dann die Behandlungsstrategie festzulegen, ist das Ergebnis der physiotherapeutischen Untersuchungen. Es ist nicht immer möglich zufriedenstellend zu behandeln, aber allein dem Patienten eine Handhabungsstrategie mit auf den Weg zu geben und somit mehr Selbsteinschätzung und Sicherheit im Alltag ist ein lohnendes Ziel.

2.7.2 Höhenschwindel

Diese Schwindelform tritt auf, wenn ein Mensch sich in einer gewissen Höhe und Situation befindet und visuell keinen Halt mehr findet, z. B. an einer Brüstung im 30. Stockwerk eines Hochhauses oder im Gebirge vor einem Abgrund. Es ist ein Schwindel begleitet von Angst, Schweißausbruch, parasympathischen Einflüssen wie Verlangsamung der Atem- und Herzfrequenz und mit Anregung der Magen-Darm-Tätigkeit (Stoll 1986). Er entsteht, wenn die informationsgebenden Systeme an das ZNS unterschiedliche Dinge melden. Erste Hilfe: Körpernah mit den Augen einen Fixpunkt suchen!

2.7.3 Bewegungsschwindel

Dieses Zustandsbild der Reise- oder Bewegungskrankheit (Kinestose) sagt grundsätzlich bei einer Symptomatik von Unsicherheit, Übelkeit bis Erbrechen, Kaltschweißigkeit und Hautblässe aus, dass die GG-Organe durch extreme Beanspruchung gereizt sind. Sei es beim Fahren mit dem Boot auf See oder beim Lesen im Auto oder Kurven fahren, wenn dies Schwindel verursacht.

2.8 Sonstige Schwindelformen

2.8.1 Internistischer Schwindel

2.8.1.1 Orthostatischer Schwindel (Herz und Kreislauf)

Manch einer kennt das Gefühl von Schwindel und Verlassen der Kräfte, wenn der Kreislauf versagt. Schwarz werden vor Augen, Leere im Kopf, Beinschwäche, Kollapsneigung ohne/mit Bewusstseinsverlust. Sei es, dass man morgens zu früh zu schnell aufsteht oder sich körperlich übernimmt.

Aber auch schwerwiegendere Erkrankungen des Herzens wie Rhythmusstörungen (Brady-, Tachykardie) niedriger Blutdruck, Herzinsuffizienz oder andere koronare Erkrankungen können zu solchen Schwindelgefühlen führen. Hier ist eine Konsultation eines Hausarztes oder Kardiologen, der evtl. eine Medikation für angezeigt hält, sinnvoll.

In allen übrigen Fällen hilft eher Kreislaufgymnastik, ein starker Kaffee oder körperliches Ausdauertraining.

2.8.1.2 Medikamentöser Schwindel

Leider zeigt es sich in der Praxis immer wieder, dass einzelne Medikamente oder die Kombination von Medikamenten Schwindel erzeugt. Man lese nur die Nebenwirkungen auf dem Beipackzettel. Somit ist es am besten, einen Hausarzt, der die gesamte Medikation eines Patienten überblickt, einen Blick auf den Medikamentenplan werfen zu lassen. Nicht jeder Facharzt bedenkt die Unverträglichkeit seines neu verschriebenen Medikaments in Verbindung zu anderer bereits bestehender Medikation. Begrüßenswert ist hierbei die neueste Entwicklung eines von den Krankenkassen geforderten Medikamentenplans unter Aufsicht, um die Gesamtmedikation zu übersehen, besonders Medikamente mit Wirkung auf das Herz-Kreislauf-System oder das Nervensystem (Neuroleptika, Antidepressiva, starke Schmerzmittel, Muskelrelaxanzien, Antiepileptika).

2.8.1.3 Stoffwechselbedingter Schwindel und toxischer Schwindel

Der bekannteste stoffwechselbedingte Schwindel dürfte ein entgleister Diabetes sein, evtl. sogar mit Sehstörungen. Dies wird in einer Notfallsituation auch diagnostisch abgeklärt. Ansonsten können Unstimmigkeiten im Wasser-, Elektrolyt-, Säure-Basen-Haushalt und andere endokrine Erkrankungen zu Schwindelgefühlen führen. Es gibt viele Substanzen, die einen toxischen Zustand auslösen können. Schwermetalle, Stoffe in der Nahrung (Allergien) wie auch Alkohol (► Abschn. 1.3).

2.8.2 Psychischer Schwindel

Wie sehr Psyche, Wahrnehmung und Emotionen in diesen Kreislauf hineinwirken können, erfährt man ansatzweise im Umgang und in der Arbeit mit Schwindelpatienten. Diese seelische Reaktionsbereitschaft mit entsprechender Persönlichkeit kann bei psychischen Belastungen wie Depressionen, Angstzuständen, posttraumatischem Belastungssyndrom (PTBS) oder Panikattacken Schwindel auslösen. Auch ein erhöhter Angstscore vor Stürzen, übermäßige Reaktionen auf GG-Störungen, schlechte Selbsteinschätzung und somit herabgesetzte Handlungskompetenz, ein immer geringer werdendes soziales Umfeld im Alter und somit geringere Ansprechbarkeit erhöhen die Gefahr des „Abtauchens" in Schwindel. Ein Warnhinweis ist das Symptom Schwindel auch bei einem Erschöpfungszustand wie „Burn-out".

Schon um 1800 beschäftigten sich Wissenschaftler und Pädagogen mit dem Phänomen Schwindel. Immanuel Kant mit seinem anthropologischen Ansatz stand der Meinung seines Schülers Marcus Herz, der den Schwindel und die Psyche gemeinsam sah, eher skeptisch gegenüber. Trotzdem kam es zu Beginn des 19. Jahrhunderts zu Therapien psychischer Erkrankungen mit Drehapparaten, sogenannten „Schwindelapparaten", initiiert von Wissenschaftlern um Erasmus Darwin (Ladewig 2016). Die Idee der „rotative couch" und des „swinging chair" verwirklichte der schottische Mediziner Joseph Mason Cox. Die Wirkung der Drehkräfte auf die menschliche Psyche sehen wir heute nicht mehr, aber durchaus den Ansatz zur Schwindelbehandlung.

Wollen wir bewusst Schwerkraft und Gleichgewicht außer Kraft setzen und Schwindelempfindung zum Spaß provozieren, gelingt dies auf jedem Karussell und anderen Kirmesfahrgeschäften.

2.8.2.1 Phobischer Schwindel

Diese Patienten leiden unter keiner körperlichen Störung des GG, der neurologische Befund ist normal. Der subjektive Schwankschwindel mit Stand- und Gangunsicherheit kann mit Schweiß, Herzrasen und Zittern einhergehen. Das zentrale Problem des phobischen Schwindels ist der Versuch des Patienten, sein Gleichgewicht bewusst zu kontrollieren. Hierzu wird eine Selbstbeobachtungsspirale in Gang gesetzt, welche dazu führt, dass körpereigene Korrekturen als von außen verursacht wahrgenommen werden. Der Patient hat zwanghafte Persönlichkeitszüge (Brandt und Dieterich 1986). Diese können auch attackenartig auftreten, besonders in Belastungssituationen. Ein Therapieansatz ist Körperwahrnehmungsschulung.

2.9 Ataxie

Dies ist ein neurologisches Krankheitsbild, basierend auf dem Verlust von Haltungstonus und somit der Stabilität des Rumpfes oder des ganzen Körpers. Ursache kann jede Erkrankung eines an der Bewegungssteuerung beteiligten Organs des Nervensystems sein. Häufigste Ursache ist eine Erkrankung des Kleinhirns, wo Planung, Koordination und Feinabstimmung der Bewegungsausführung liegen. Ataxien können auch auftreten, wenn die aus der Peripherie über das Rückenmark geschickten sensiblen Informationen nicht im ZNS ankommen. Je nach Entstehungsort unterscheiden wir somit sensible, motorische und zerebelläre Ataxie. Eine optische Kontrolle bzw. ihre Ausschaltung bewirkt keine Änderung des Schwindels. Aber die Symptome sind im Ergebnis gleich (Gangunsicherheit, Fallneigung). Die Ataxie kann erst im Gangbild an den Tag treten oder auch schon im Sitzen durch eine Rumpfinstabilität, der Störungsort ist entscheidend:

- zerebellär (Kleinhirn, Frontalhirnprozesse, extrapyramidale Stammgangliensyndrome)
- spinal (Hinterstrangerkrankung, Myelose)
- hereditär (ererbt), z. B. Friedreich

Symptome: unkoordinierte Bewegungen der Extremitäten, Haltungstonusverlust des Rumpfes und somit die Unfähigkeit, stabil zu sitzen, zu stehen oder zu gehen. Sturzgefahr und Schwindel können die Folge sein.

In der Therapie versuchen wir Therapeuten mit taktilen Reizen, Berührungen und Approximation (Druck) dem Rumpf und den Extremitäten Stabilität zu geben und alltagsrelevante Tätigkeiten einzuüben, wiederzuerlangen, eine Progredienz aufzuhalten. Neben Bobath und propriozeptiver neuromuskulärer Fazilitation (PNF) als neurologische Behandlungsmethoden sind Übungen zur Sturzprävention, die den Schwindel berücksichtigen, angezeigt.

Literatur

Brandt T, Dieterich M (1986) Phobischer Attacken-Schwankschwindel, ein neues Syndrom. Münch Med Wochenschr 128:247–250

Fetter M (2010) Grundlagen der vestibulären Rehabilitation. In: Frommelt P, Lösslein H (Hrsg) Neurorehabilitation. Ein Praxisbuch für interdisziplinäre Teams. Springer, Berlin, S 383–398

Herdmann S (2007) Vestibuläre Rehabilitation. Springer, Berlin

Hülse M (1983) Die zervikalen Gleichgewichtsstörungen. Springer, Berlin

Hüter-Becker A, Dorner H et al (1997) Prävention, Rehabilitation, Geriatrie. Physiotherapie Bd 14. Thieme, Stuttgart

Jansen J (1993) Symptomatik nach Verletzungen der oberen HWS. Nervenheilkunde 12:230–232

Kaufmann H et al (1986) Strabismus. Enke, Stuttgart

Ladewig R (2016) Schwindel – eine Epistemologie der Orientierung. Siebeck, Tübingen

Lewitt K (1977) Manuelle Medizin. Urban & Schwarzenberg, München

Stoll W (1986) Schwindel und Gleichgewichtsstörungen. Thieme, Stuttgart

Wiest G (2016) Der zervikogene Schwindel aus neurologischer Sicht. J Neurol Neurochirurgie und. Journal f. Neurologie, Neurochir Psychiatr 17(1):7–12

Physiotherapeutische Befunderhebung

3.1   Anamnese – 44
3.1.1   Spezifische Anamnese für Schwindelpatienten – 44
3.1.2   Dizziness Handicap Inventory (DHI) – 44

3.2   Tests – 47
3.2.1   Sytemische/Sensorische Tests – 47
3.2.2   Vestibuläre Tests – 50
3.2.3   Okuläre Tests – 53
3.2.4   Sicherheitstests der HWS – 55
3.2.5   Bewegungsuntersuchung der HWS – 57

Literatur – 58

© Springer-Verlag GmbH Deutschland, ein Teil von Springer Nature 2018
A. Bergmann-Scherer, *Schwindeltherapie,*
https://doi.org/10.1007/978-3-662-56710-4_3

3.1 Anamnese

Wie immer ist eine gute Befunderhebung in der Physiotherapie der Boden einer zielgerichteten und erfolgreichen Behandlung. Gerade bei Schwindelsymptomen gilt es herauszuarbeiten, wo die Ursache des Schwindels liegt. Hierfür liegen uns hilfreiche Tests vor. Aber wie immer geht die Erfragung persönlicher Daten und die Erfragung der Lebenssituation des Patienten einer spezifischen Anamnese voraus. Traumata wie Schädelverletzungen oder andere Grunderkrankungen von Herz und Kreislauf sowie Blutdruck, Medikamente, Rauchen und Alkohol interessieren uns.

3.1.1 Spezifische Anamnese für Schwindelpatienten

Uns interessiert in unserer spezifischen anamnestischen Befragung in erster Linie der Schwindel (◘ Abb. 3.1):

- Wann zuerst = plötzlich oder schleichend auftretend? Spontan oder Ursache?
- Wie = Dreh-, Schwank- oder richtungsungenauer Schwindel? Intensität?
- Weshalb = gibt es eine Ursache? Gibt es provozierende Haltungen/ASTE/bewegungsabhängig?
- Wie lange = als Dauerschwindel oder nur in bestimmten Situationen? Zeitangabe? Wiederholung?
- Gibt es eine Gangunsicherheit bis hin zur Falltendenz?

Dies sind grundsätzliche und schon einmal richtungsweisende Fragen. Ebenso die Frage nach Ohrbeschwerden wie Ohrgeräuschen bis hin zum Hörverlust, nach dem Zustand der Augen, nach Brille, Blickfeld oder Doppelbildern, Nystagmus.

Wichtig ist die Frage nach der diagnostischen Abklärung ärztlicherseits: HNO, Internist, Neurologe und Orthopäde.

Welche Medikamente werden eingenommen? Ist die gesamte Liste vom Hausarzt kontrolliert, weiß er von allen Medikamenten?

In das Schaubild des Menschen kann man übersichtlich eintragen. wo die Probleme liegen. Die angeführten Tests werden in ▶ Abschn. 3.2 ausführlich besprochen.

3.1.2 Dizziness Handicap Inventory (DHI)

Die meisten Praxen, die eine erhebliche Anzahl von Schwindel-Patienten auswerten, benutzen Fragebögen, um Symptome quantitativ zu bestimmen. Einer der meist verwendeten „standardisierten" Fragebögen ist der „Dizziness Handicap Inventory" (DHI), entwickelt durch Dr. G. P. Jacobson und Dr. C. W. Newman 1990. Es gibt eine nichtvalidierte deutsche Übersetzung von Ida Dommen Nyffeler und Stefan Schädler (Jacobson und Newman 1990).

Der Fragebogen beinhaltet 25 Fragen nach funktioneller, psychischer und emotionaler/sozialer Situation durch Abfragen von Einschränkungen bei täglichen Verrichtungen. Das Ergebnis gibt Hinweise auf die mögliche Ursache. Er beachtet aber ebenso die Einschränkung der Lebensqualität der betroffenen Patienten. Der Maximalscore beträgt 100 Punkte: je höher die Punktzahl, desto betroffener ist der Patient.

Schwindel Anamnesebogen

Frau/Herr   **Alter**   **Datum**   **Arzt**

Diagnose:

Allgemeine Anamnese:

Erkrankungen/Nebendiagnosen:

Schwindelspezifische Anamnese

Seit wann?

Schleichend: plötzlich: Trauma/Sturz:

Dreh-   Schwank-   Liftschwindel   Benommenheit

Bewegungsabhängig? Im Liegen   beim Drehen   bei Kopfbewegungen

Beim Aufstehen   beim Bücken   beim Gehen

Augen auf   Augen zu

Kopfschmerzen?   Tinitus?

Sehstörungen Brille?   Blickfeldeinschränkungen: Doppelbilder:

Nystagmus

Differenzialdiagnostische Abklärung:

HNO: M.Meniere   Ohrgeräusche   Hörgerät

Internist: Herz   Kreislauf RR   Drop Attakts   Doppler

Neurologe: Diagnose: MRT?

Orthopäde: HWS   TEP´s   Füße?   RÖ:

Medikamente:

Arbeitshypothese   Vestibiulär?   Occulär?   Propriozeptiv:

Therapieansatz?

Beschreibung der Intervention:

☐ **Abb. 3.1**   Anamnesefragebogen Schwindel

Störfelder:

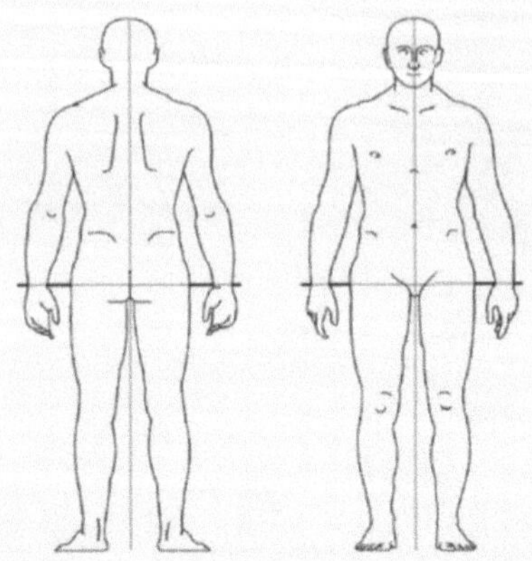

Tests: SOT   Position 1   Pos 2:   Pos 3:   Pos 4:   Pos 5:   Pos 6:

______   ______   ______   ______   ______   ______

Positiv mit + (normal) oder ++ oder +++ oder++++ (auffälliges Defizit)

Interpretation: auffällig Pos. 5+6 = vestibuläre Ausfälle, Pos. 2+5, 3+6 visuelle Abhängigkeit

Pos. 4-6 = somatosensorische Abhängigkeit, Pos. 3-6 = sensorisches Selektionsproblem

Dix Hallpike:	positiv	rechts	links	negativ
Epley:	positiv	rechts	links	negativ
Semont:	positiv	rechts	links	negativ
Brandt-Daroff:	positiv	rechts	links	negativ
Functional Reach:	positive	in cm:		negativ
Tandemstand:	möglich?		nicht	
Einbeinstand:	möglich?		nicht	
Unterberger Tretversuch	positiv	m?	°Grad	negativ
Romberg-Test	positiv			negativ

◘ Abb. 3.1   (Fortsetzung)

3.2 Tests

Weitere Tests geben uns Hinweise und Aufschluss über die mögliche Ursache der Schwindelproblematik, wobei wir schon durch die Anamnese eine Vermutung haben sollten, in welche Richtung die Fragestellung geht.

3.2.1 Sytemische/Sensorische Tests

3.2.1.1 Sensory Organization Balance Test = SOT („Foam and Dome")

Es handelt sich nicht um einen diagnostischen Test, vielmehr können Probleme in der Organisation der am Gleichgewicht beteiligten Systeme identifiziert werden, wenn die posturale Stabilität nicht gehalten werden kann. Wenn die Somatosensorik nicht ausreicht oder gestört ist, greift der Körper sofort auf das vestibuläre System zurück. Gibt es Datenkonflikte, wird das visuelle System hinzugezogen. Der Test gibt Auskunft darüber, mit welchem System ein Patient bevorzugt sein GG halten kann und wie gut er bei einem intersensorischen Konflikt reagiert (Shumway-Cook und Horak 1986; Schädler und Knuchel 2004).

Es werden drei verschiedene Situationen in zwei Schwierigkeitsstufen getestet, jede Position soll 30 Sekunden gehalten werden. Bedingung ist, schulterbreit zu stehen mit nackten Füßen.

Das hierzu benötigte Material ist ein Schaumstoffkissen (Foam; ca. 50 × 50 × 8 cm), eine Augenbinde und ein Lampenschirm (Dome) aus Papier oder hellem Stoff mit horizontalen Linien und einem gemalten Kreuz in der Mitte vorne oder ein Kopfhörer plus einem Fixierpunkt. Beobachtet und notiert wird das Ausmaß der Oszillationen, die nötig sind, um das Gleichgewicht für 30 Sekunden zu halten und ob dies überhaupt möglich ist (◘ Abb. 3.2).

Bewertungsskala:
- 1 = minimale (normale) Oszillation
- 2 = leichte Oszillation
- 3 = deutliche Oszillation
- 4 = Sturz/Fall

Danach ergibt eine richtige **Interpretation** des Testergebnisses: Die gut erhaltenen Systeme, auf die sich der Patient verlassen kann, und die schwach oder gar nicht mehr vorhandenen Systeme, auf die der Patient nicht mehr zurückgreifen kann; welche Kompensationsmöglichkeiten er evtl. nutzt, und somit welches System in der Therapie trainiert werden kann. Nach Shumway-Cook und Woollacott ist ein Defizit bei Position 5+6 Hinweis auf einen vestibulären Ausfall, bei Pos. 2, 3, 5 und 6 besteht eine visuelle Abhängigkeit, bei Defiziten in Pos. 4, 5 und 6 eine somatosensorische Abhängigkeit und bei 3, 4, 5 und 6 ein sensorisches Selektionsproblem (Schädler 2015).

3.2.1.2 Unterberger Tretversuch

Der Unterberger Tretversuch ist ein neurologischer Test zur Überprüfung der Reflexbahnen zwischen den Gleichgewichtszentren im Gehirn und dem Rückenmark

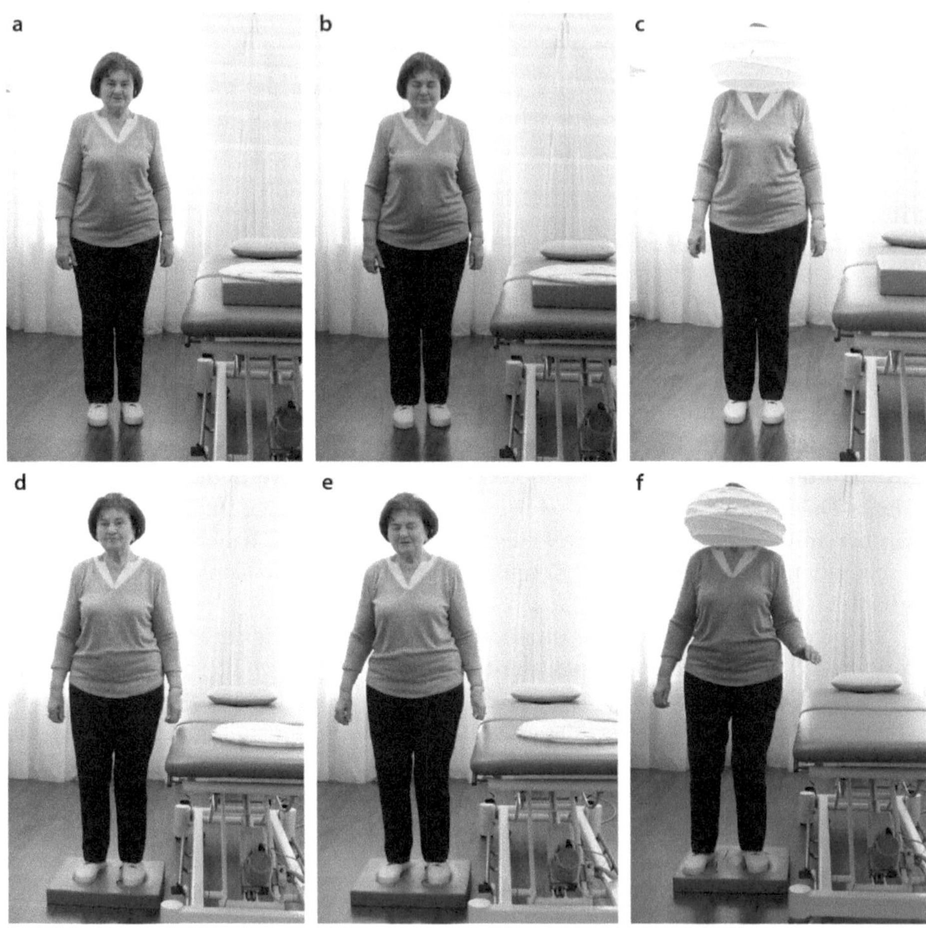

● **Abb. 3.2**   **a** Testsituation 1 = Stehen auf dem Boden, Augen auf: alle Systeme sind vorhanden; **b** Testsituation 2 = Stehen auf dem Boden, Augen zu: visuelles System hinweggenommen, Propriozeption und vestibulär vorhanden; **c** Testsituation 3 = Stehen auf dem Boden, Lampenschirm auf dem Kopf, Kreuz im Blick: Propriozeption vorhanden, vestibulär irritiert, visuell unterstützt; **d** Testsituation 4 = Stehen auf der weichen Matte, Augen auf: Propriozeption irritiert, vestibulär und visuell vorhanden; **e** Testsituation 5 = Stehen auf weicher Matte, Augen zu: Propriozeption irritiert, visuell hinweggenommen, vestibulär vorhanden; **f** Testsituation 6 = Stehen auf weicher Matte, Lampenschirm auf dem Kopf, Kreuz im Blick: Propriozeption und vestibulär irritiert, visuell unterstützt

(vestibulospinale Reflexe). Er wurde von dem österreichischen Arzt Siegfried Unterberger (1893–1979) entwickelt und nach ihm benannt. Bei der Untersuchung tritt der Patient mit geschlossenen Augen gleichmäßig auf der Stelle mit nach vorne gestreckten und außenrotierten Armen. Dabei ist es wichtig, dass keine Orientierungspunkte (helle Lichtquelle, Geräusche) im Raum vorhanden sind. Das Testergebnis ist positiv/auffällig, wenn der Patient während 50 Schritten bzw. nach 1 Minute mehr als 40° zur linken Seite, 60° zur rechten Seite (beim Rechtshänder) von der Ausgangsposition abdreht. Der Patient weicht bei einer einseitigen Läsion oder Erkrankung Schritt für Schritt zur pathologischen Seite ab (Unterberger 1938).

3.2.1.3 **Romberg-Test**

Dieser neurologische Test ist nach dem Arzt Moritz Heinrich Romberg zur Auffindung neurologischer Störungen auf zerebellärer, spinaler oder vestibulärer Ebene benannt. Der Patient wird aufgefordert, mit geschlossenen Füßen zu stehen und dann zusätzlich die Augen zu schließen. Zusätzlich können die beiden Arme nach vorne ausgestreckt werden. Verstärkt werden kann der Test durch leichtes Schubsen am Oberkörper. Positiv ist der Test, wenn der Patient bei geschlossenen Augen einen Schwankschwindel oder eine Fallneigung zeigt oder dieses bei offenen Augen gezeigte Verhalten sich verstärkt. Bei einer Kleinhirnschädigung fällt der Patient meist nach hinten (Romberg 1853).

Verschärfter Romberg-Test

Der Patient steht im Tandem-Stand.

Hinweise auf folgende Ursachen: sensible Ataxie (verstärkte Symptome bei Augenschluss), zentrale Ataxie (keine Verstärkung durch Augenschluss), vestibuläre Störung (Fallneigung zu einer Seite).

Bei einem positiven Test kann man noch differenzieren, ob die Kopfrotation nach rechts oder links eine Veränderung des Testergebnisses bringt: Wenn sich die Fallrichtung ändert, ist dies ein Hinweis auf eine vestibuläre Ursache. Bei zerebraler Ursache ändert sich die Fallrichtung nicht (Frisch 1995).

3.2.1.4 **Blindgang**

Der Patient geht mit geschlossenen Augen ca. 4 m wie ein Seiltänzer. Bewertet wird eine Falltendenz.

3.2.1.5 **Berg Balance Scale (BBS)**

Dieser Test wurde von Katherine Berg 1989 für die Geriatrie zusammengestellt, von Erwin Scherfer und Kollegen ins Deutsche übersetzt und validiert (Berg et al. 1989).

In 14 Positionen werden vom Probanden verschiedene standardisierte Testsituationen aus dem Alltag ausgeführt. Die Aufgaben mit genauen Instruktionen reichen vom Aufstehen aus dem Sitz, Transfers, Stehen, Bücken, Drehen bis hin zum Einbeinstand, allerdings ohne die Situation des Gehens. Beurteilt wird die Bewerkstelligung entweder ohne Hilfe oder mit wie viel/welcher Hilfe der Proband nach einer festgelegten Tabelle mit Kriterien zur Einschätzung die Aufgaben erfüllt. Die Ausführung wird nach einem Punktesystem bewertet. Detaillierte Anweisungen zu Übungsausführung und Bewertung werden somit gegeben (Schädler et al. 2006).

Jede Aufgabe testet gezielt entweder statisches oder dynamisches Gleichgewicht, das Vestibularsystem, die visuelle Kompensation, das somatosensorische System oder ihre Organisation in Kombination und kann alltagsbezogene Defizite des Patienten an den Tag bringen und somit Grundlage für adäquate Übungen sein. Eine Aussage über Sturzgefährdung kann getroffen werden. Ebenso kann man diesen Test sehr gut zur Verlaufskontrolle einsetzen.

3.2.1.6 **Dynamic Gate Index (DGI)**

Dieser Test ist eine Steigerung der Beanspruchung und umfasst in 8 Punkten verschiedene Aufgaben beim Gehen (Multitasking) wie Tempowechsel, Kopfbewegungen,

Drehen, Hindernisse und Treppesteigen (Shumway-Cook und Woollacott 1995). Beurteilt wird die Ausführung nach genauer Anweisung von normal, mit leichter oder deutlicher Veränderung des Gehtempos bis hin zur starken Einschränkung. Untersucht wird die dynamische posturale Kontrolle und somit die drei informationsliefernden Systeme propriozeptiv, vestibulär und untergeordnet visuell. Eine Aussage über erhöhtes Sturzrisiko ist möglich. Wiederum ist die Übungsausführung und die Bewertung mit Punktesystem genau festgelegt.

3.2.2 Vestibuläre Tests

Als deutliches Zeichen eines vestibulären Schwindels gilt ein **Nystagmus**. So wird ein reflexartiges, pathologisches, rhythmisches Bewegen der Pupillen bezeichnet, das nicht unterbunden werden kann. Ein vestibulärer Nystagmus bewegt sich horizontal, wenn der horizontale Bogengang betroffen ist, vertikal, wenn der hintere Bogengang betroffen ist (Fetter 2010).

3.2.2.1 Dix-Hallpike-Lagerungsmanöver

Dies ist ein Schnelltest zur Suche nach vestibulären Defiziten. Er sollte in dieser Weise als Erstes bei jedem klinischen Befund eines Drehschwindels gemacht werden, da ein klares Ergebnis sonst nicht mehr sauber nachweisbar ist. Die Ausführung ist eine Lagerungsprüfung in Kopfhängelage mit Drehung des Kopfes zur betroffenen Seite (Cave: Schutz der HWS) (Dix-Hallpike 1952).

Durchführung: Der Patient sitzt im Langsitz auf der Behandlungsbank, das Kopfteil ist nach hinten herunter gestellt. Der Therapeut begleitet den Patienten dabei, sich schnell nach hinten hinzulegen bei zur Seite gedrehtem Kopf. Er beobachtet dann seine Augen und registriert seine Aussagen über auftretenden Schwindel.

Bei positivem Test darf ein Nystagmus, der nach einer Latenz von einigen Sekunden auftritt, erwartet werden. Dieser Nystagmus dauert etwa 30 Sekunden, hat einen Crescendo-Decrescendo-Charakter und ist erschöpfbar. Er läuft bei Drehung des Kopfes zur betroffenen Seite im Uhrzeigersinn, bei Drehung zur nicht betroffenen Seite im Gegenuhrzeigersinn (◘ Abb. 3.3).

Cohen beschreibt einen Test in Seitenlage als Alternative für Patienten, die nicht die Bewegungsfreiheit des Rückens oder der HWS haben, um die erforderliche Position einzunehmen. Der Patient begibt sich aus dem Sitz in Seitenlage, der Kopf wird um 45° zu der zu testenden Seite gedreht und die Augen werden auf Nystagmus untersucht. Die Testergebnisse sind in etwa die gleichen wie beim Originaltest (Cohen 2004).

3.2.2.2 Epley-Manöver

Hierbei ist eine festgelegte Abfolge von Umlagerungen von Kopf und Körper eine klare Ursachenforschung und eignet sich als Behandlungsmethode nach einer dem Innenohr entspringenden Schwindelattacke. Durch Austestung beider Seiten kann man die betroffene Seite diagnostizieren (Epley 1992).

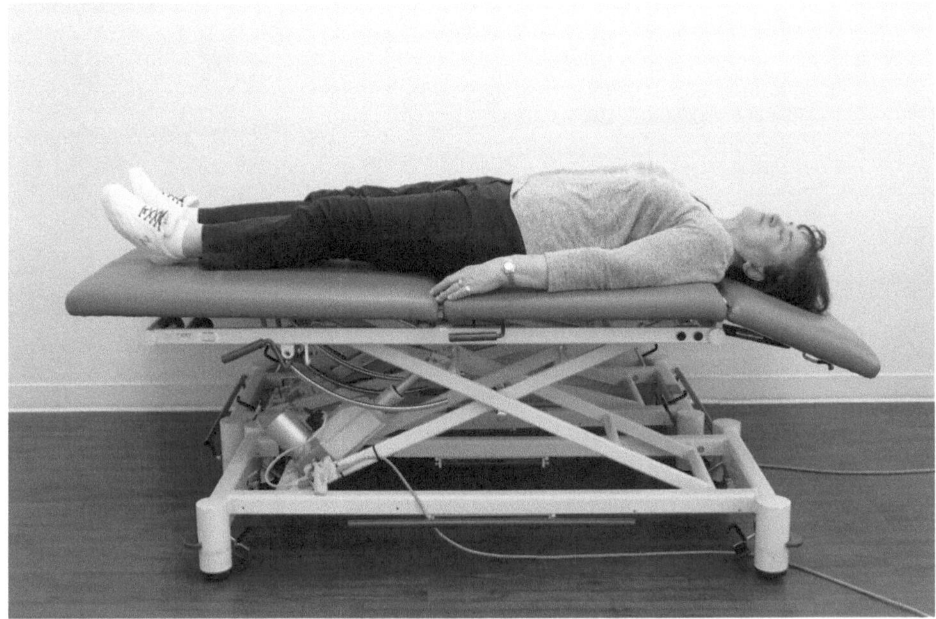

◘ Abb. 3.3 Dix-Hallpike-Hängelage

Die Durchführung erfolgt bei einem BPLS des posterioren Bogengangs folgendermaßen (◘ Abb. 3.4):

- Der Patient sitzt auf einer Bank im Langsitz, Kopfteil heruntergeklappt.
- Der Kopf wird zum erkrankten Ohr gedreht.
- Der Patient wird in Kopfhängelage gebracht, evtl. HWS stabilisieren.
- Kopf wird zur Mitte gedreht.
- Kopf wird zur anderen Seite gedreht, beide Beine angestellt.
- Der Patient dreht sich auf die andere Seite, Kopf wird um weitere 45° gedreht.
- Aufsetzen: heftiger Liftschwindel ist positiv!
    - Die Ausführung erfolgt langsam, es wird in jeder Position gewartet, bis Nystagmus und Schwindel weg sind!
    - Das Manöver kann 2-mal hintereinander erfolgen.
    - Falls sich über Nacht der Schwindel wieder einstellt, Wiederholung.

3.2.2.3 Semont-Manöver (Semont et al. 1988)

Dies ist eine abgekürzte Form des obigen Tests und genauso effektiv. Aber diese Abfolge der Lagerungen wird eher als Behandlung in Eigenregie angeboten, um Restsymptomatik zu beseitigen.

- Der Patient sitzt in der Mitte einer Bank und dreht den Kopf um 45° zur gesunden Seite
- Der Patient legt sich auf die erkrankte Seite, der Kopf bleibt zur anderen Seite um 45° gedreht, der Blick geht also zur Decke
    - Hier 3 Minuten liegen bleiben!

3

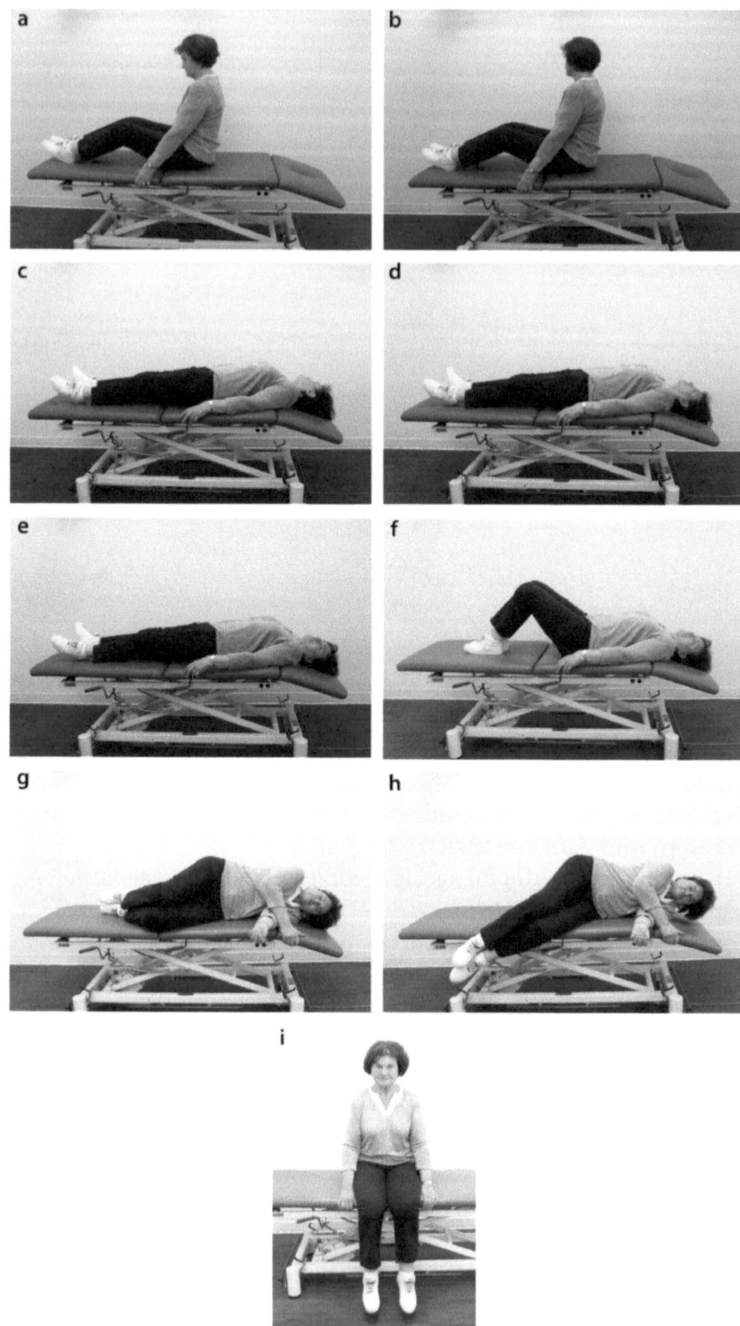

◨ Abb. 3.4   Ablauf des Epley-Manövers in neun Schritten

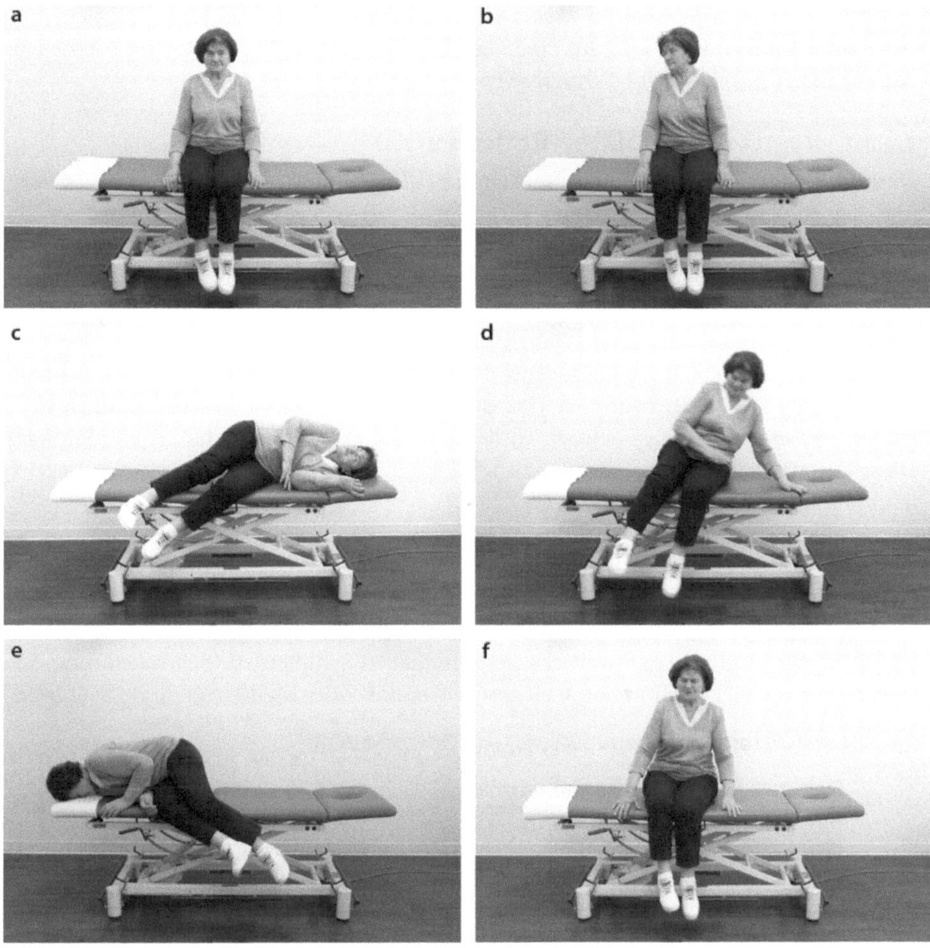

Abb. 3.5   Ablauf des Semont-Manövers in sechs Schritten

- Patient wird über die Sitzposition auf die gesunde Seite gedreht, Kopf bleibt in 45°
  Drehung stehen, der Blick geht also nach unten
  - Hier 3 Minuten liegen bleiben!
- Patient langsam aufsetzen, ein Liftschwindel ist positiv!

Durch eine Ausführung zu beiden Seiten kann man die betroffene Seite herausfinden
(Abb. 3.5).

3.2.3 Okuläre Tests

Als **optokinetischer Nystagmus (OKN)** wird ein natürlicher Bewegungsreflex der
Augen bezeichnet, ein Augenzittern (Bewegung der Pupillen), das nicht krankhaft ist,

sondern eine normale Reaktion des visuellen Systems zur Bildstabilisierung. Eine Störung des OKN kann Hinweis auf eine neurologische Erkrankung sein. Die Suche nach dem Schädigungsherd erfolgt durch ein MRT.

3.2.3.1 Vestibulo-okulärer-Reflex (VOR)

Dieser sehr schnelle Reflex stellt die Augen bei Lageveränderung des Kopfes sofort ein und das Bild stabil. Dies wird gewährleistet durch einen Hirnstammreflex, der eine schnelle Verbindung herstellt vom Auge über den N. oculomotorius, den N. trochlearis, über den N. abducens zur Pons, hier springt er über in die Vestibulariskerne und wird dort zum Labyrinth weitergeleitet. Somit sind Auge und Ohr immer auf der Reflexebene in Abstimmung. Bei einer Störung beginnt der Schwindel bei Augenöffnung.

Test: Die Reflexprüfung findet mit dem **Kopf-Impuls-Drehtest** statt: Bei schneller Kopfdrehung in eine Richtung werden die Augen mit gleicher Geschwindigkeit in die entgegengesetzte Richtung bewegt, so dass ein Objekt weiterhin fixiert werden kann. Diese Ausgleichsbewegung der Augen wird auch als **Puppenkopfphänomen** bezeichnet (Schmidt 1978).

Pathologisch wäre es, wenn die Augen zuerst der Kopfbewegung folgen und sich dann aber durch eine Rückstellbewegung wieder auf den Fixationspunkt richten.

Ein pathologisches Ergebnis erlaubt auch ohne technische Geräte einen Hinweis auf eine akute peripher-vestibuläre Störung. Schwindelbeschwerden mit Nystagmus, aber unauffälligem VOR und ggf. weiteren neurologischen Symptomen (Schluckstörung, Sehstörung), sind dagegen Hinweis auf einen Hirnstamm- oder Kleinhirninfarkt (❒ Abb. 3.6).

> **Selbst-Kurztest zur Differenzierung von OKR und VOR:**

- Halten Sie sich einen Finger vors Auge.
- Bewegen Sie den Finger vor ihren Augen hin und her: Die Augen können folgen? → OKR
- Bewegen sie den Kopf rotatorisch nach rechts und links: Die Augen fixieren den Finger? → VOR

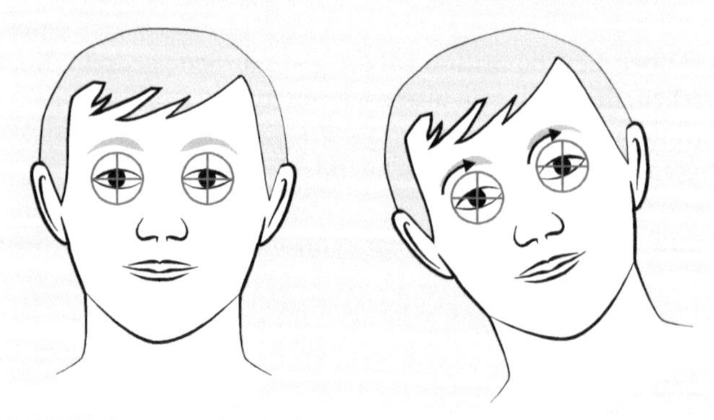

❒ Abb. 3.6   Physiologische Adaptation der Augen bei Kopfbewegungen (VOR)

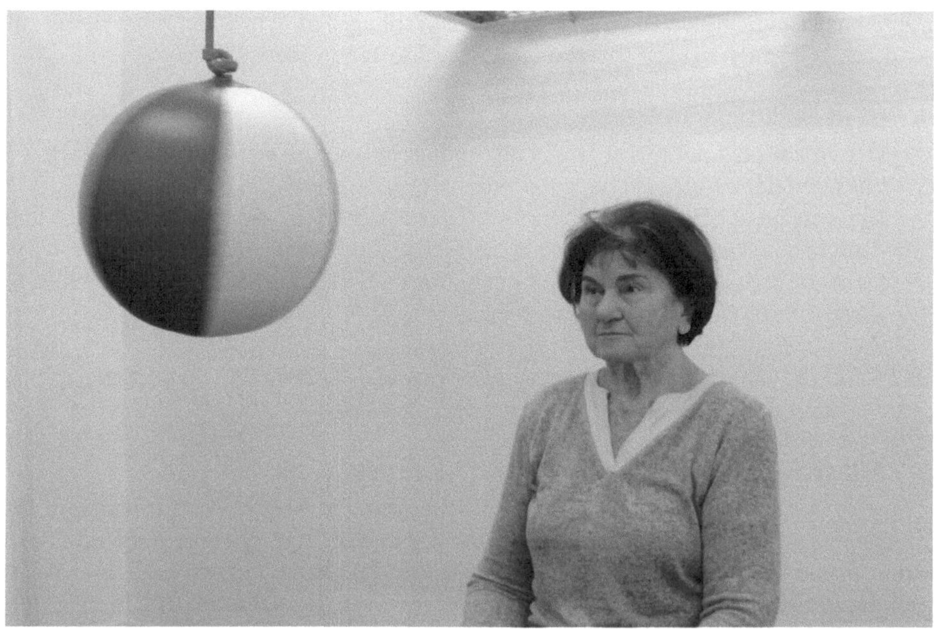

◧ Abb. 3.7   Physiologischer Nystagmus-Wasserball

3.2.3.2 **Optokinetischer Reflex (OKR)**

Der Reflex setzt sich aus zwei Phasen zusammen:

- eine langsame Phase, bei der die sich bewegende Umwelt mit einer Folgebewegung der Pupillen betrachtet wird;
- eine schnellere Rückholbewegung bringt die Pupillen wieder in ihre Ausgangsstellung zurück. Die Schlagrichtung des Nystagmus wird nach der schnellen Rückstellbewegung benannt.

Man kann dies gut beobachten, wenn jemand aus dem Zugfenster heraus die vorbeigleitende Landschaft betrachtet (Eisenbahnnystagmus).

Mithilfe einer schwarz-weiß gestreiften, sich drehenden Trommel kann man den physiologischen optokinetischen Nystagmus hervorrufen (Stoll 1986). Es geht auch mit einer Bildertrommel oder mit einem gestreiften Ball, den man dreht (Schädler 2008) (◧ Abb. 3.7).

3.2.4 **Sicherheitstests der HWS**

Als Erstes soll hier dargelegt werden, wie man einen zervikogenen Schwindel von einem vertikogenen Schwindel in einem Schnelltest unterscheiden kann. Dieser Test ist in der Ausführung nur ungenau beschrieben (wie weit dreht sich der Stuhl? wie schnell dreht sich der Stuhl?). Ebenso ist bei einem Hinweis auf die HWS als Ergebnis nicht klar, welche Struktur dafür verantwortlich ist. Trotzdem wird er als grobe

Differenzierung eingesetzt. Bei Verdacht auf vertikogenen Schwindel muss dieser mit anderen Methoden diagnostiziert oder ausgeschlossen werden.

- **Head-Neck-Differenzierungstest**
  - Der Patient sitzt auf einem Drehstuhl und dreht langsam seinen Kopf erst nach links und dann nach rechts (Symptomprovokation).
  - Der Therapeut hält den Kopf geradeaus, der Patient dreht den Stuhl nach links und dann nach rechts (HWS-Provokation) (Stoll et al.1994).
  - Der Patient dreht sich en bloc mit dem Drehstuhl nach rechts und dann nach links (Vestibularprovokation) (Kesgin 2016).

Bei Verdacht darauf, dass die Ursache des Schwindels in der HWS zu suchen ist, müssen vorab zwei wichtige **Sicherheitstests** gemacht werden.

- **De-Kleyn-Hängetest: Vaskulärer Test (Frisch 1995)**

Dies ist ein Provokationstest der HWS-Strukturen in maximaler Reklination und maximaler Rotation. Auf der rotationsabgewandten Seite gibt er Auskunft über eine Durchblutungsstörung durch Verringerung des Durchmessers und einer bestehenden Arteriosklerose der Arteria vertebralis. Auf der Seite der Rotation erfolgt dabei eine Provokation der Wirbelbogengelenke durch maximale Annäherung und Kompression, eine Provokation der Nervenaustritte durch maximale Verengung der Foramina intervertebralis. Somit gibt er auch Auskunft über Bandscheibenprotrusionen/-prolapse, Wirbelbogengelenksblockierungen oder Arthrose der Gelenke (Hülse 1983).

Ausführung   Der Patient liegt in Rückenlage, das Kopfteil der Bank ist herabgelassen. Nun führt der Therapeut den Kopf in Überhang und führt dann eine maximal mögliche Rotation der HWS aus.

Wenn die Symptome wie Schwindel, Übelkeit, Nystagmus (Zervikalnystagmus entsteht unter 30 Sekunden) sofort ausgelöst werden, ist dies ein Hinweis auf Schädigung der HWS, meist mit zusätzlichen Schmerzen. Treten die Symptome erst nach einer Latenzzeit von 45 Sekunden und länger auf, geht man von einer Durchblutungsstörung der Arterie aus. Letzteres kann 2–4 Minuten dauern (Stoll et al.1994).

❗ **Cave**
Abbruchkriterien: Schwindel, Tinnitus, Ohnmachtsgefühl. Die Ansprechbarkeit des Patienten muss die ganze Zeit über gewährleistet sein!

- **C2-Instabilitätstest**

Über den Dornfortsatz des 2. HWK kann man eine Stabilitätsprüfung ansetzen. In Mittelstellung der HWS wird von dorsal auf den Dornfortsatz nach ventral gedrückt, der Kopf wird von oben gehalten. Ist dies dem Patienten unangenehm bis hin zu Begleiterscheinungen wie Schwindel, Unwohlsein oder ist das Gelenkspiel eindeutig zu groß, kann man von einer Instabilität sprechen. Ebenso kann man in Endstellung der Rotation den Dornfortsatz als Test noch weiter in die Rotation drehen wollen (Frisch 1995).

Ebenso aussagekräftig ist der **Translationstest**. Hier wird die Federung des Atlas gegenüber dem Axis getestet, die im Endgefühl fest sein soll und keine Lateralverschiebung zulassen darf (Frisch 1995).

Ursache einer auffälligen Instabilität kann ein zurückliegendes Schleudertrauma sein mit Lockerung des Bandapparates. Hier ist als Therapie Stabilisation das Mittel der Wahl. Bis zu 4 Wochen nach dem Unfall ist eine Mobilisation nicht erlaubt (Stoll 1986).

In der Manuellen Medizin gibt es noch den **Spurling-Test**, der die muskuloskelettale HWS provoziert und auf eine Nervenwurzelkompression im Foramen intervertebrale hinweisen soll. Die HWS wird in eine leichte Extension, maximale Lateralflexion und Rotation gebracht und dann durch eine axiale Kompression provoziert. Der Test wird bei Verdacht auf Bandscheibenvorfall einer Bewegungsuntersuchung der HWS vorangestellt.

Eine zervikale Instabilität ist meist eine allgemein zu große Mobilität und zeigt sich auch in einer Hypermobilität anderer Gelenke, z. B. Hyperextensionsfähigkeit der Fingergelenke.

Hypermobilitätsprüfung: Bei Verdacht auf Hypermobilität der HWS führt der Patient aktiv ein maximales Vorstrecken und Rückführen des Kopfes in der Sagittalebene aus. Eventuell kann der Therapeut in jeweiliger Endstellung durch Schub am Hinterkopf und der Stirn in ventraler/dorsaler Richtung den Befund verstärken. Bei Gefügelockerung entsteht meist ein Schmerz. Ansonsten beurteilt man das Bewegungsausmaß, die Seitengleichheit und die Harmonie der Bewegung (Frisch 1995). Hypermobilität und Gelenkblockierung schließen sich keineswegs aus (Hülse 1983).

> ⊖ **Cave**
> Vorsicht ist geboten bei schmerzhafter Bewegungseinschränkung, evtl.
> mit ausstrahlenden Schmerzen in den Arm, vasomotorischen Störungen
> wie Kopfschmerzen, Schwindel, Ohrensausen, Hör- und Sehstörungen,
> Ohrgeräuschen, vegetativer Dysregulation, Konzentrationsschwäche, rascher
> Ermüdbarkeit und psychischer Labilität. Diese Symptome gehören in die Hand
> eines erfahrenen Manualtherapeuten!

3.2.5 Bewegungsuntersuchung der HWS

Im Folgenden möchte ich nicht auf eine komplette manualtherapeutische Untersuchung der HWS eingehen, sondern nur die für einen Schwindel relevanten Segmente herausgreifen.

Der Patient bewegt seinen Kopf in die Extension, Flexion, Lateralflexion und Rotation beidseits, und wir registrieren Seitengleichheit oder Unterschiede, Bewegungseinschränkungen oder Schmerzangaben.

Schnelltest zur Differenzierung der oberen Kopfgelenke/mittlere HWS/CTÜ (Frisch 1995). Man prüft die HWS des Patienten im Sitzen:

- Der Patient bewegt seine gesamte HWS in Flexion und bringt dann die obere HWS in Extension: jetzt sollte eine Rotation der oberen HWS von ca. 45° möglich sein.
- Der Patient sitzt normal aufrecht und führt Rotation, Flexion, Extension und Lateralflexion in „kombinierter" und „gekoppelter" Bewegung aus.

> **Dies sind Begriffe aus der Manuellen Therapie, die aussagen, dass die Bewegungen gleichseitige Rotation und Lateralflexion „gekoppelt" werden oder Rotation und gegenläufige Lateralflexion „kombiniert" werden (Frisch 1995).**

 — **Der Patient streckt sich in der BWS und rotiert, flektiert und extendiert den Kopf, bis die Bewegung in der BWS ankommt (Überprüfung der Dornfortsätze [DFS]mit Finger).**

Man kann auch bei flektierter HWS den CTÜ über die gebeugten Ellenbogen nach hinten schieben (Provokationstest) (Frisch 1995).

Je nach lokaler Schmerzangabe oder sichtbarer Bewegungseinschränkung lässt sich die Problematik in der HWS somit fokussieren.

- **Palpatorische Untersuchung**
 — **Atlas:** Über den Tastbefund erfühlen wir die Mitbewegung des Atlas seitlich an der HWS unterhalb des Mastoid. Bei Seitneigung des Kopfes kommt der Querfortsatz des Atlas dem Finger des Therapeuten entgegen. Ist dies nicht der Fall, könnte dies ein Hinweis auf eine Blockierung des 1. HWK sein, ebenso ein Druckschmerz des Processus (Trigger-Point). Bei Rotation des Atlas kann der Kopf ca. 45° drehen, bevor der Dornfortsatz des Axis sich mitdreht.
 — **Axis:** Der Dornfortsatz des 2. HWK dreht sich erst nach ca. 45° Rotation mit leichter Seitneigung zur Gegenseite auf C3 mit (Frisch 1995). Die Flexion/Extension in diesem Segment ist sehr gering (10–15°), Lateralflexion kaum möglich (2–3 mm).

> **Cave**
> **Hier sei nochmals auf den Translationstest (Sicherheitstest) C1/C2 hingewiesen.**

 — **Mittlere HWS:** Untersucht werden die Bewegungen in die Dorsalflexion (Extension), Ventralflexion, Lateralflexion und Rotation über den Tastbefund an den Quer- und Dornfortsätzen. Wichtig ist auch eine Kombinationsbewegung von Lateralflexion und gegenläufiger oder gleichseitiger Rotation.
 — **Zerviko-thorakaler-Übergang (CTÜ):** Der Therapeut legt seine Daumen oder Fingerspitzen auf die jeweiligen Dornfortsätze von C6 bis Th3 und lässt den Patienten Dorsal- und Ventralflexion, Lateralflexion und Rotation ausführen. Er beurteilt die Mitbewegung der DFS seitengleich und harmonisch.

Literatur

Berg K, Wood-Dauphinee S, Williams IL, Gayton D (1989) Measuring balance in the elderly preliminary development of an instrument. Physiotherapy Canada 41(6):304–311

Cohen HS (2004) Side-lying as an alternative to the Dix-Hallpike test of the posterior canal. Otol Neurotol 25(2):130–134

Dix MR, Hallpike CS (1952) The pathology, symptomatology and diagnosis of certain common disorders of the vestibular system. Proc R Soc Med 45(6):341–354

Epley JM (1992) The canalith repositioning procedure: for treatment of benign paroxysmal positional vertigo. Otolaryngol Head Neck Surg 107(3):399–404

Fetter M (2010) Grundlagen der vestibulären Rehabilitation. In: Frommelt P, Lösslein H (Hrsg) Neurorehabilitation. Ein Praxisbuch für interdisziplinäre Teams. Springer, Berlin, S 383–398

Frisch H (1995) Programmierte Untersuchung des Bewegungsapparates. Springer, Berlin

Ganong WF (1979) Lehrbuch der Medizinischen Physiologie. Springer, Berlin

Hülse M (1983) Die zervikalen Gleichgewichtsstörungen. Springer, Berlin

Jacobson GP, Newman CW (1990) Die Entwicklung des Dizziness Handicap Inventory. Arch Otolaryngol Head Neck Surg 116:424–427

Kesgin F (2016) Head-Neck-Differentiations-Test. Zervikogenen Schwindel von vestibulärem Schwindel differenzieren. Z Physiother 68(1):51–53

Romberg MH (1853) Ein Handbuch der Nervenkrankheiten des Menschen. London

Schädler S (2008) Kurs Gleichgewicht und Schwindel. Burgau

Schädler S (2015) Balance im Stand testen. Physiopraxis 15(3):35–37

Schädler S et al (2006) Assessments in der Neurorehabilitation. Huber Verlag, Bern

Schädler S, Knuchel S (2004) Drei Systeme in der Balance. Differentialtests bei Gleichgewichtsstörungen. Physiopraxis 11:28–31

Schädler S, Kurre A (2015) Dem Schwindel auf die Schliche kommen – DHI. Physiopraxis 10

Schmidt D (1978) Optokinetischer und vestibulärer Kopfnystagmus. Bergmann, München

Semont A, Freyss G, Vitte E (1988) Curing the BPPV with a liberatory maneuver. Adv Otorhinolaryngol 42:290–293

Shumway-Cook A, Horak FB (1986) Assessing the influence of sensory interaction of balance. Phys Ther 66(10):1548–1550

Shumway-Cook A, Woollacott MH (1995) Motor control, theory and practical applications. Williams & Wilkins, Baltimore

Stoll W et al (Hrsg) (1994) Schwindel und schwindelbegleitende Symptome. Springer, Wien

Stoll W (1986) Schwindel und Gleichgewichtsstörungen. Thieme, Stuttgart

Unterberger S (1938) Der Tretversuch. Archiv für Ohren-, Nasen- und Kehlkopfheilkunde 145:478–492

Weiterführende Literatur

Deuschl G (2006) Gerontoneurologie. Thieme, Stuttgart

Hüter-Becker A et al (1998) Neurologie und Psychiatrie. In: Physiotherapie, Bd 11. Thieme, Stuttgart

Iro H et al (2011) Vertigo – Kontroverses und Bewährtes. Springer, Wien

Kaufmann H et al (1986) Strabismus. Enke, Stuttgart

Physiotherapeutische Behandlung

4.1 Vestibuläre Rehabilitation – 63
4.1.1 Umlagerungsübungen – 63
4.1.2 Horizontale = transversale Beschleunigung – 65
4.1.3 Vertikale Beschleunigung – 66

4.2 Okuläre Rehabilitation – 70
4.2.1 Blickfeldstabilisation – 70

4.3 Rehabilitation des zentralen Schwindels – 74
4.3.1 Aste – 74
4.3.2 UST-Fläche – 74
4.3.3 Multitasking – 76
4.3.4 Aktivitätsorientiertes Training – 76

4.4 Propriozeptionstraining – 76

4.5 GG-Training – 78

4.6 Dynamische Anpassung des Gehens – 84

4.7 Visuelle Kompensation – 84

4.8 Trainingskriterien – 85
4.8.1 Progression/Variation der Übungsauswahl – 85
4.8.2 Intervention und Dosierung – 86

© Springer-Verlag GmbH Deutschland, ein Teil von Springer Nature 2018
A. Bergmann-Scherer, *Schwindeltherapie*,
https://doi.org/10.1007/978-3-662-56710-4_4

4.9 **Rehabilitation des HWS-bedingten Schwindels – 87**
4.9.1 Manuelle Behandlung – 87
4.9.2 Obere Kopfgelenke – 89
4.9.3 Zervikale Instabilität – 90
4.9.4 Behandlung des CTÜ und der BWS – 91
4.9.5 Neuronale Strukturen – 92

Literatur – 92

4.1 **Vestibuläre Rehabilitation**

4.1.1 **Umlagerungsübungen**

4.1.1.1 **Epley-Manöver (Epley 1992)**

Dieses Manöver ist ein zu 80 % zuverlässiges Instrument, wenn es darum geht, einen plötzlich aufgetretenen vestibulären Schwindel zu beseitigen, hinter dem ein BPLS (benigner paroxysmaler Lagerungsschwindel) steckt.

In einer festgelegten Ausführung werden die im posterioren Bogengang des Innenohrs verschwommenen Kalziumkarbonatteilchen wieder auf ihren angestammten Platz reponiert. Ob sie dort verbleiben, hängt auch von der physikalischen Zusammensetzung der Endolymphe ab.

In ▶ Abschnitt 3.2.2 haben wir ausgetestet, welche Seite betroffen ist. Jetzt geht es um die Durchführung der Behandlung bei einem BPLS des rechten posterioren Bogenganges in folgend beschriebenem Ablauf:

- Patient sitzt auf einer Bank im Langsitz.
- Der Kopf wird zum erkrankten Ohr gedreht = rechts.
- Patient wird in Kopfhängelage gebracht, evtl. HWS stabilisieren.
- Kopf wird zur Mitte gedreht.
- Kopf wird nach links gedreht, beide Beine angestellt.
- Patient dreht sich auf die linke Seite, Kopf wird weiter um 45° nach links gedreht.
- Aufsetzen nach rechts: heftiger Liftschwindel ist positiv!
- Die Ausführung erfolgt langsam, es wird in jeder Position gewartet, bis Nystagmus und Schwindel weg sind!
- Das Manöver kann 2-mal hintereinander erfolgen.
- Falls sich über Nacht der Schwindel wieder einstellt, Wiederholung.

(Abbildungen hierzu ▶ Abschn. 3.2.2)

4.1.1.2 **Semont-Manöver (Semont et al. 1988)**

Dieses Befreiungsmanöver zur Selbstbehandlung von Lagerungsschwindel kann vom Patienten 3-mal morgens und abends durchgeführt werden, bis kein Schwindel mehr auftritt. Die Rezidivrate liegt innerhalb der nächsten 10 Jahre bei 50 %; auch nach einem Rezidiv kann das Manöver wieder durchgeführt werden.

- Patient sitzt mittig auf einer Bank und dreht den Kopf um 45° zur gesunden Seite.
- Patient legt sich schwungvoll auf die betroffene Seite, Kopfdrehung und Blick bleibt Richtung Decke.
- 3 Minuten liegen bleiben!
- Patient legt sich schwungvoll zur anderen Seite, liegt nun auf der gesunden Seite, Kopfdrehung und Blick nach unten auf die Bank.
- 3 Minuten liegen bleiben!
- Patient langsam zur Mitte aufsetzen lassen.

(Abbildungen hierzu ▶ Abschn. 3.2.2)

4.1.1.3 **Brandt-Daroff-Manöver (Brandt und Daroff 1980)**

Diese beiden Ärzte und Wissenschaftler waren 1980 die Ersten, die mit einem Lagerungsmanöver den Schwindel zu therapieren begannen. Inzwischen sind Epley- und Semont-Manöver differenzierter daraus hervorgegangen. Trotzdem hat die Methode nach Brandt-Daroff noch ihre Berechtigung bei weniger mobilen Patienten mit einer horizontalen Capulolithiasis.

Die Durchführung kann auf jedem Bett erfolgen (■ Abb. 4.1):

- Der Patient setzt sich in die Mitte des Bettes, Füße Richtung Boden.
- Er legt sich auf die kranke Seite und verweilt, bis der Schwindel vorbei ist.
- Der Patient setzt sich wieder in der Mitte des Bettes auf, schaut nach vorne, wartet, bis der Schwindel vorbei ist.
- Dann legt sich der Patient so lange auf die andere Seite, bis auch hier der Schwindel vorbei ist.
- Der Patient setzt sich in der Mitte des Bettes auf und schaut nach vorne.

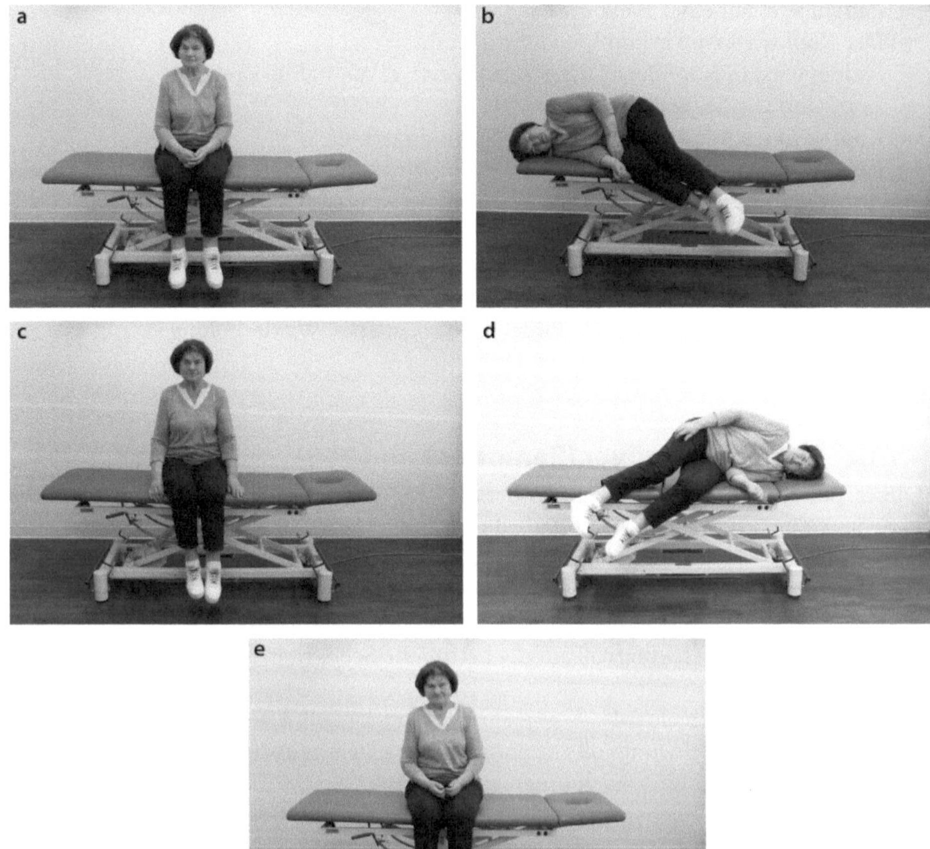

■ **Abb. 4.1**   Ablauf der Umlagerungsübungen nach Brandt-Daroff

Diese Abfolge kann der Patient 10-mal hintereinander üben. Die Seitenwahl und Kopfdrehung ist egal, es werden beide Seiten therapiert.

> **Generell raten einige Ärzte und Therapeuten dazu, nach erfolgreicher Therapie mit erhöhtem Oberkörper zu schlafen, um das Ergebnis zu halten.**

Sollte nach diesen Interventionen, wenn der akute Schwindel vorbei ist, noch Restsymptomatik da sein, können wir zum **alltagsspezifischen Training** übergehen.

Dabei interessiert uns: „Welche Bewegung löst noch Schwindel aus?"
- Rotation (Horizontale = transversale Ebene)
- Lateralflexion = Seitneige (frontale Ebene)
- Flexion/Extension = Bücken und Aufrichten (sagittale Ebene)

4.1.2 Horizontale = transversale Beschleunigung

Liegt die Störung im **Utriculus** des Gehörganges, sind also Bewegungen auf der horizontalen Ebene diejenigen, die den Schwindel auslösen, z. B. in der Straßenbahn fahren, mit dem Auto beschleunigen und bremsen, können wir Übungen, die dieses System trainieren, aussuchen.

Hierzu eignen sich Schunkeln im Sitzen, Fußpendel, Stop and go (auch auf dem Laufband), Schrittkombinationen, Posturomed, Pedalo (◘ Abb. 4.2), Kippbrett, Schaukel oder Hängematte.

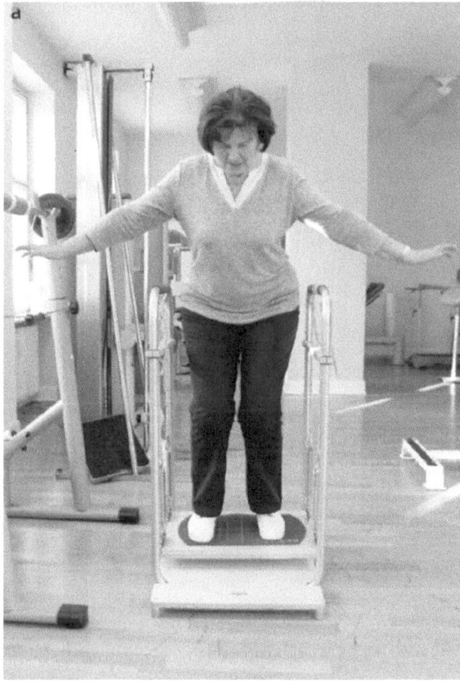
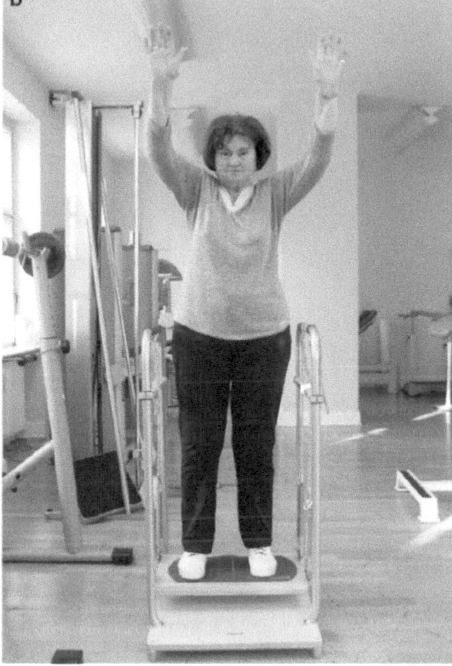

◘ **Abb. 4.2**   Stehen auf horizontalem Wackelbrett, mit Armbewegungen (Pedalo)

Liegt die Störung im **posterioren Bogengang des Innenohrs**, sind also Bewegungen auf der transversalen Ebene (Rotation) diejenigen, die den Schwindel auslösen, können wir Übungen, die dieses System trainieren, aussuchen.

Hierzu eignen sich Rollübungen auf der Matte (◻ Abb. 4.3), Drehübungen auf dem Drehstuhl (◻ Abb. 4.4), Steh- und Gehübungen mit Drehungen oder Walzer tanzen (◻ Abb. 4.5).

4.1.3 Vertikale Beschleunigung

4.1.3.1 Sagittale Ebene

Liegt die Störung im **Sacculus** des Gehörganges, sind also Bewegungen auf der sagittalen Ebene diejenigen, die den Schwindel auslösen, z. B. schnelles Bücken und Aufstehen, Lift fahren, können wir Übungen, die dieses System trainieren, aussuchen: Übungen auf dem Pezziball oder Trampolin, Schaukelstuhl, Treppe, auf und ab gehen, hüpfen (◻ Abb. 4.6, ◻ Abb. 4.7 u. ◻ Abb. 4.8).

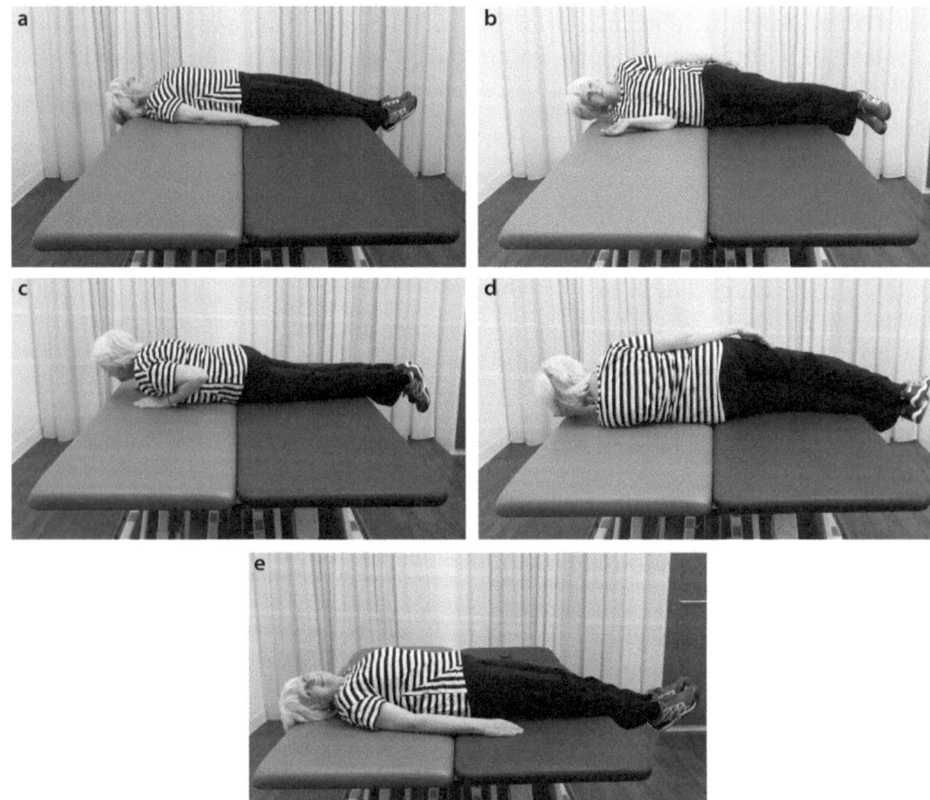

◻ **Abb. 4.3**   Drehen auf der Matte: horizontale Beschleunigung im Liegen

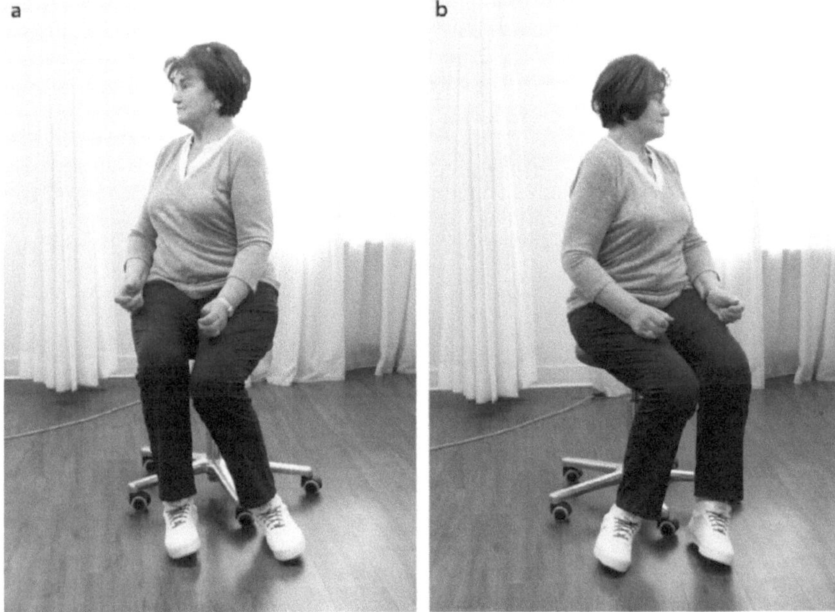

■ **Abb. 4.4** Drehen mit Drehstuhl: horizontale Beschleunigung im Sitzen

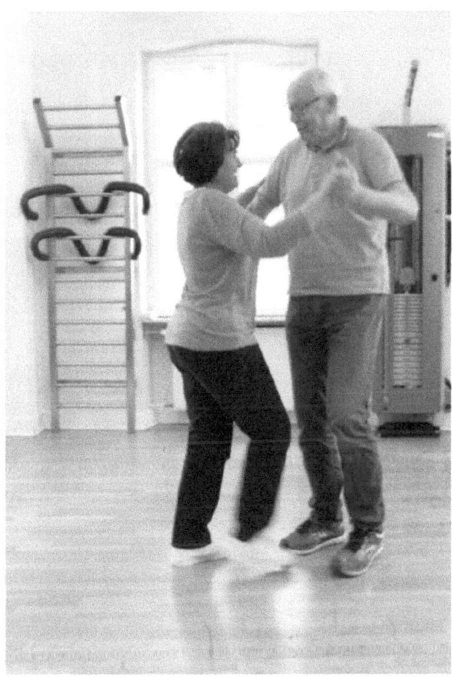

■ **Abb. 4.5** Walzer tanzen: horizontale Beschleunigung im Stehen

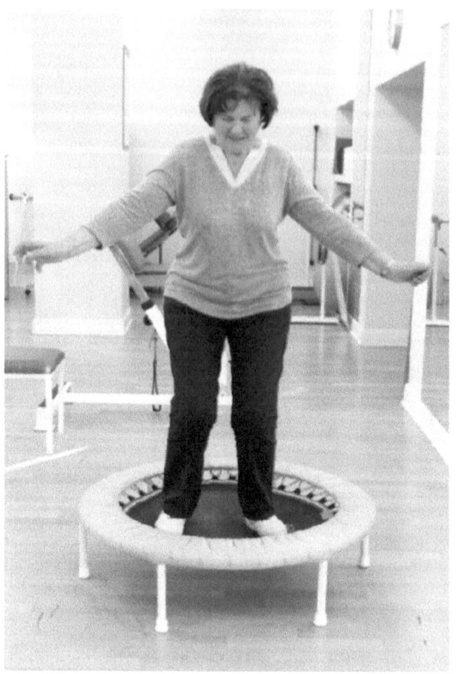

Abb. 4.6   Springen auf dem Trampolin

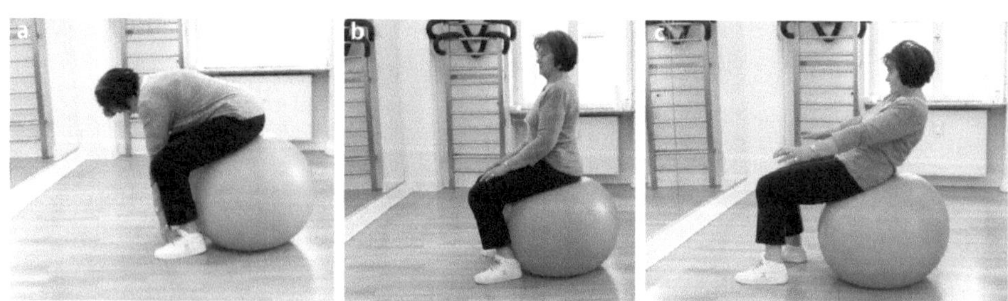

Abb. 4.7   Sitz auf dem Pezziball: sagittale Beschleunigung

Ebenfalls eine Beschleunigung in sagittaler Ebene ist es, vom Sitz in den Stand zu kommen. Erst normal sitzen, dann mit Oberkörpervorlage, dann aufstehen. Dies auf einem Pezziball erst mit Wippen, dann Zählen zum Wippen und dann schnellem Aufstehen z. B. auf „4" zu machen, ist durchaus schon anspruchsvoll.

4.1.3.2 **Frontale Ebene**

Die klassische Übung auf der frontalen Ebene ist die Brandt-Daroff-Übung. Seitliche Übungen mit Neigen nach rechts und links sind in ASTE wie Sitz, Stand, Fortbewegung konstruierbar (**□** Abb. 4.9).

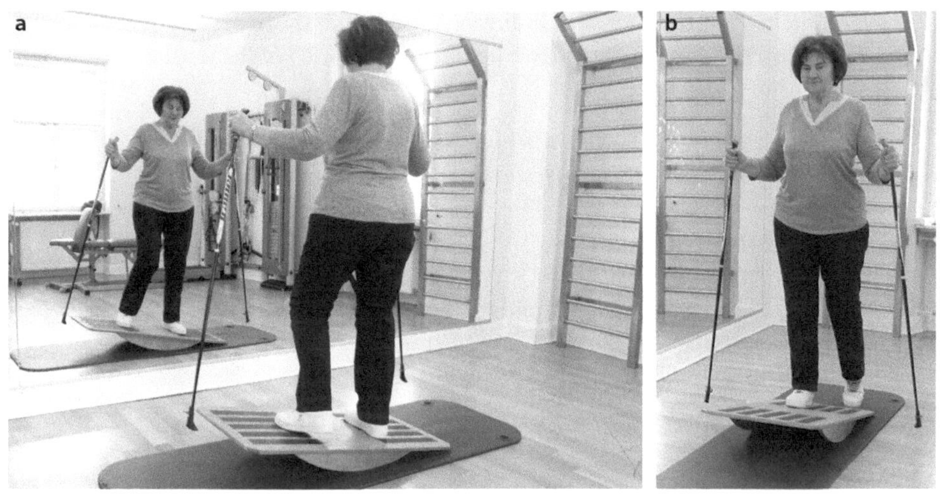

▫ Abb. 4.8 Kippbrett frontale Ebene **(a)**, sagittale Ebene **(b)**

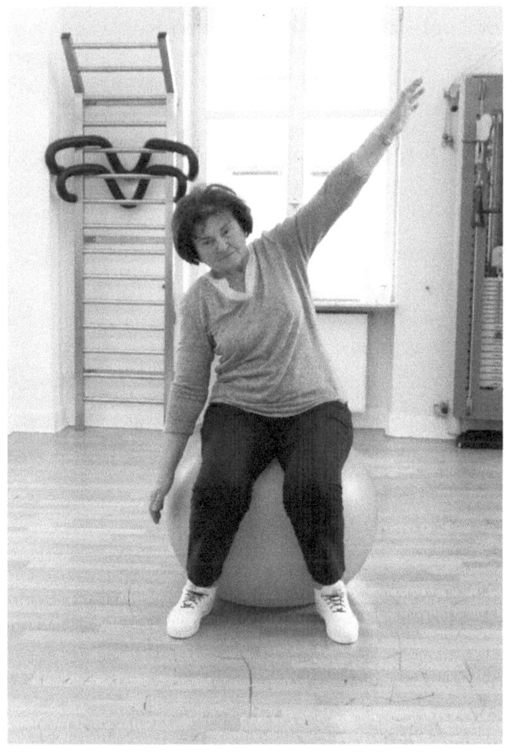

▫ Abb. 4.9 Sitz auf dem Pezziball: frontale Ebene

Wenn die richtigen ASTE der Übungen gefunden sind, wird Tempo und Richtung festgelegt, dann die Anzahl der Wiederholungen oder wie lange die Übung ausgeführt wird (► Abschn. 4.5).

4.2 Okuläre Rehabilitation

4.2.1 Blickfeldstabilisation

Ergibt die physiotherapeutische Befunderhebung, dass eine Augenläsion vorliegt, ist es unser Ziel, mit angeleiteten Fokussierübungen in der Auswahl der ASTE und der Steigerung des Anspruchs die Übung aufzubauen.

■ Statisch

Die einfachste **ASTE** ist das Liegen auf dem Rücken. Hat der Patient dabei schon Schwindelprobleme, finden hier die ersten Übungen statt.

Kriterien, nach denen die Übungen ausgesucht werden:

- ASTE
- Bewegungsausschlag
- Mitbewegung des Kopfes/Rumpfes/des ganzen Körpers erst nicht, später hinzunehmen
- Geschwindigkeit

Übungen in der ASTE Liegen:

- Kopf stillhalten, nur die Augen bewegen – aufwärts und abwärts, nach rechts und nach links, erst langsam, später schneller (◘ Abb. 4.10)
- Arm ausstrecken, Zeigefinger Richtung Nase bewegen, Finger fixieren, Arm wieder ausstrecken
- Finger vor dem Auge nach rechts und links bewegen, Auge folgt dem Finger
- Augen folgen einem Pendel vor den Augen (◘ Abb. 4.11)
- Augen schauen zur Decke, Kopf anheben, Augen schauen zu den Füßen
- Kopf dreht sich nach rechts und links, die Augen
  a. fixieren einen Punkt in der Mitte oder
  b. folgen dem Kopf

Falls vorhanden ist die Arbeit mit einem „Hellball" (Diskolicht) zum Training der Augenmuskeln eine interessante Variante. Der Apparat produziert Lichtpunkte an die Wand, die man in geringer oder schnellerer Geschwindigkeit über diese wandern lassen kann: Es gilt einen Punkt mit den Augen zu fixieren und über eine Wegstrecke zu verfolgen. Dies kann im Liegen, Sitzen oder Stehen geübt werden.

Übungen in der ASTE Sitzen (◘ Abb. 4.12):

- Kopf stillhalten, nur die Augen bewegen
- Gegenstände auf dem Tisch vor sich platzieren und fixieren – vor und zurück, hin und her
- Kopf mitbewegen in Flexion/Extension, Rotation

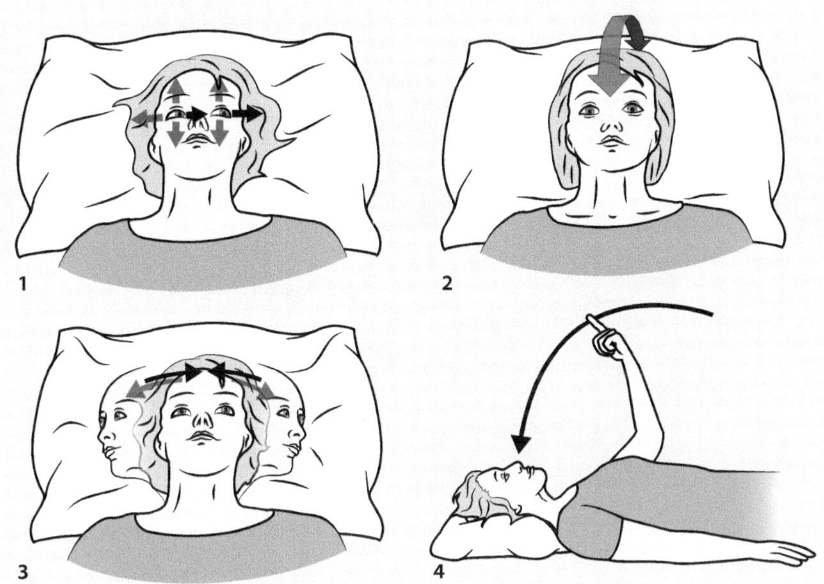

Abb. 4.10 Augenbewegungen

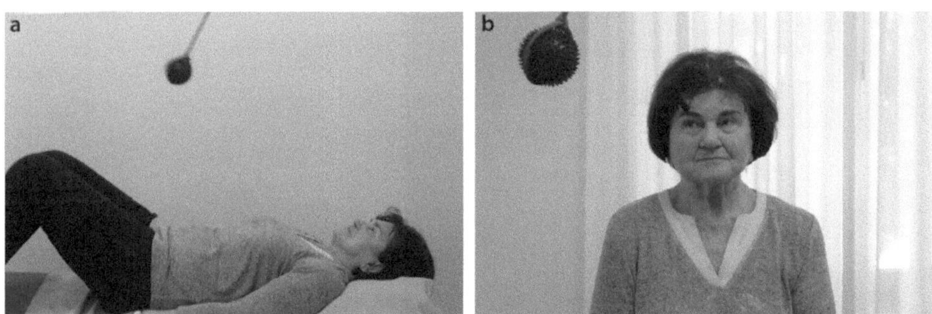

Abb. 4.11 **a** Pendel im Liegen; **b** Pendel im Sitzen

- Oberkörper mitbewegen Richtung Boden und zurück, seitlich ablegen und wieder aufsitzen
- Gegenstand auf den Boden platzieren vorne und seitlich, wiederholen
- Kleinen Ball vor dem Körper auf und ab, hin und her werfen
- Sitz auf einem Drehstuhl, Augen fixieren, Stuhl dreht, erst nur gering, später mehr

Übungen in der ASTE Stehen (**Abb. 4.13**):
- Auf einem Kissen stehen, erst mit Festhalten, dann frei, Augen fixieren
- Auf der Stelle gehen, erst ohne, dann mit Kissen, Augen fixieren

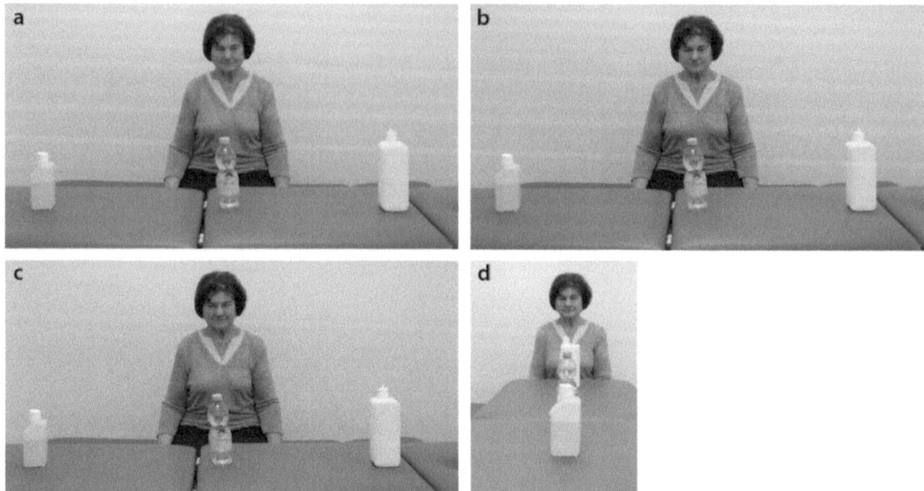

◘ Abb. 4.12   Flaschen quer rechts (**a**), Mitte (**b**), links im Sitzen (**c**); Flaschen längs im Sitzen (**d**)

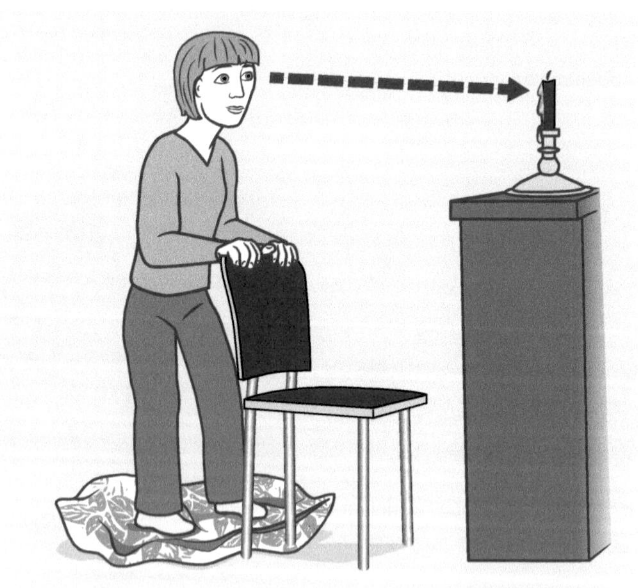

◘ Abb. 4.13   Stand auf Kissen

▪ Dynamisch

Es gilt immer derselbe Aufbau (◘ Abb. 4.14, 4.15, 4.16, 4.17 und 4.18): erst nur mit den Augen fixieren, dann mit dem Kopf mitdrehen, dann mit dem Rumpf.

- Gegenstände werfen, um den Körper geben und platzieren
- Gegenstände im Raum verteilen und nacheinander fixieren, nach vorne und seitlich

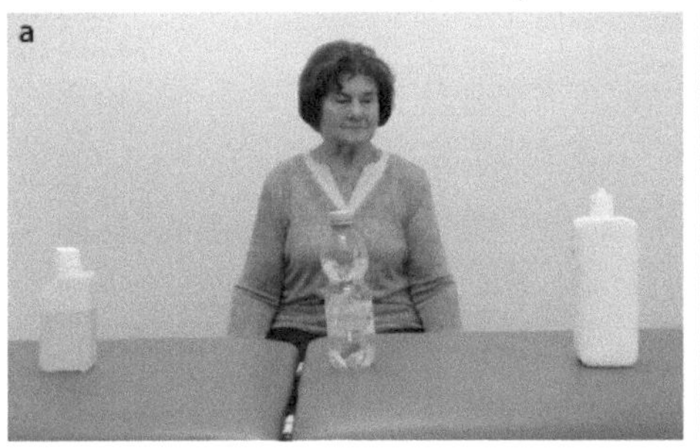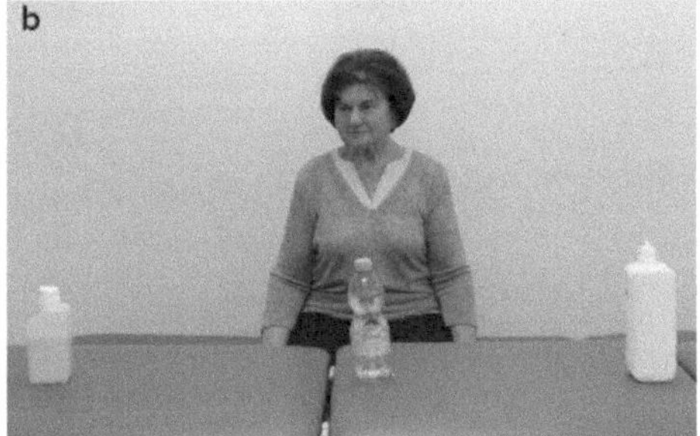

◘ Abb. 4.14   Flaschen quer mit Kopfdrehung rechts/links

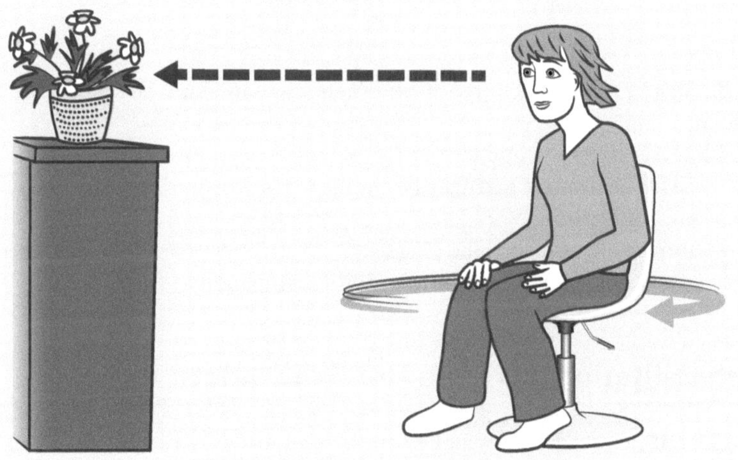

◘ Abb. 4.15   Drehen im Sitzen – Augen fixieren

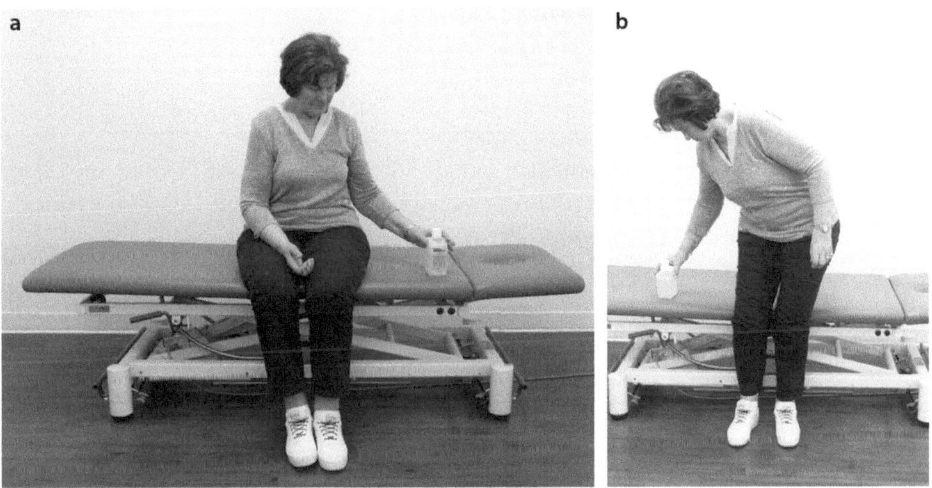

◘ Abb. 4.16   Gegenstände auf dem Tisch rechts/links geben

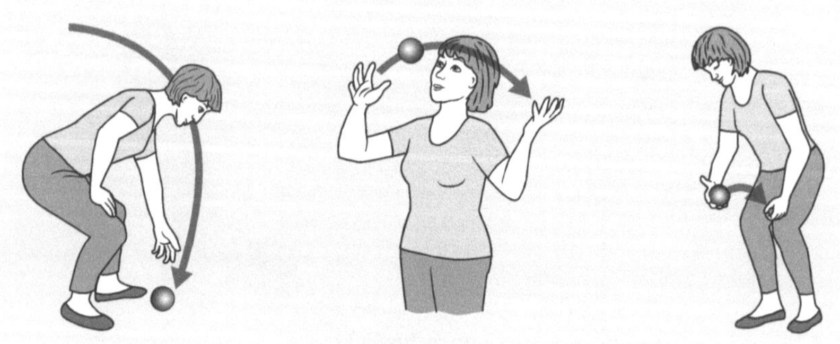

◘ Abb. 4.17   Augenübungen im Stehen

- Erst im Stehen mit Bücken und nach unten schauen, dann strecken und nach oben schauen
- Auf einen Gegenstand zugehen
- Fixpunkte im Raum mit geringer Drehung = 1/4 Körperdrehung, steigern über 1/2 bis zur ganzen Drehung
- Auf mehrere im Raum verteilte Gegenstände zugehen, dabei verschiedene Richtungswechsel einbauen, verschiedene Höhen einbauen

4.3 Rehabilitation des zentralen Schwindels

Oberstes Gebot bei der Übungssuche und Übungsauswahl für diesen einen Patienten, den wir nun über die Anamnese, die diagnostische Abklärung und unsere physiotherapeutischen Tests kennengelernt und eingeschätzt haben ist das Abholen auf seiner spezifischen Ebene, also ein individuell angepasstes Programm!

Dieses erfolgt nach verschiedenen Kriterien:

4.3.1 Aste

Der Anspruch der Übung ergibt sich aus der Steigerung der ASTE: erst im Liegen, dann im Sitzen, Stehen, Gehen. Die Auswahl erfolgt symptom- und alltagsrelevant.

4.3.2 UST-Fläche

Der Anspruch der Übung ergibt sich auch aus der **Größe der Unterstützungsfläche,** auf der der Patient seine Übungen macht. Ein Hinzunehmen von Hilfsmitteln kann die UST-Fläche vergrößern (Klein-Vogelbach 1992).

Der geringste Anspruch besteht im Liegen, dann im Sitzen, Stehen, Gehen.
- Liegen (Rumpf stabil, Extremitäten mobil)

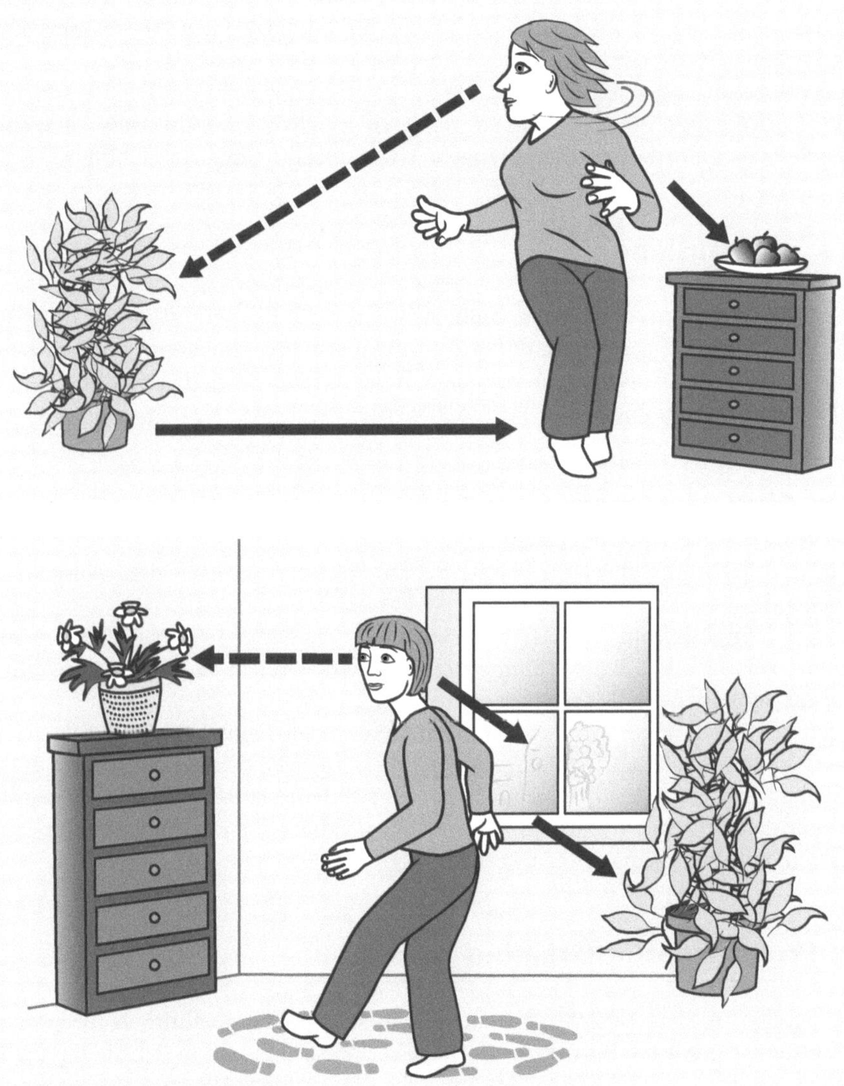

◙ Abb. 4.18 Augenübungen im Gehen

- Sitzen (erst angelehnt, dann frei, Füße am Boden, dann frei, Extremitäten stabil, dann mobil, Kopfbewegungen hinzu, Aufgabe hinzu = Multitasking)
- Stehen (im breiten Stand, engen Stand, Tandemstand, Einbeinstand, erst stabile UST-fläche, dann mobile)
- Gehen geradeaus, mit Hindernissen, seitwärts, rückwärts, mit Drehen und Richtungswechsel, Auf-und Abbewegung, mit Geschwindigkeitssteigerung bis hin zum Rennen

Ein weiteres Kriterium ist die **Beschaffenheit der Unterstützungsfläche**: hart, weich, fest, wackelig, eben, uneben, auf einer Ebene oder auf zwei (z. B. Air-rex und Sissel in Kombination, Stufe, Treppe)

UST-fläche bedeutet **Sicherheit.** Wir sollten versuchen, dem Patienten so viel Sicherheit zu geben wie nötig und so wenig wie möglich. Und ihn dazu anhalten, eine hohe Sicherheit Stück für Stück aufzugeben. Mit unserer adäquaten Übungsauswahl.

4.3.3 Multitasking

Eine Steigerungsform der Übung ergibt sich durch die Konzentration auf das Wesentliche der Übung gepaart mit anderen Aufgaben, also die Ablenkung und das Bewerkstelligen mehrerer Aufträge auf einmal; z. B. kann beim Gehen durch den Raum ein Ball vor dem Körper auf und ab geworfen werden.

4.3.4 Aktivitätsorientiertes Training

Je nach Testergebnis unserer Befunderhebung kreieren wir eine dem Anspruch entsprechende adäquate Übung.

Dies kann sich vom Aufsetzen im Bett über Schuhe anziehen im Sitzen oder Stehen am Waschbecken beim Zähneputzen, Bücken, Drehen im Zimmer bis hin zum Vase aus dem obersten Regal holen erstrecken.

Diese speziell abgestimmten Übungen werden mit dem Patienten praktisch erarbeitet, dokumentiert, als Hausaufgaben gegeben und der Erfolg überprüft. Am besten auf einem vorgefertigten Hausaufgabenzettel, auf dem Datum, Uhrzeit, Übung, Reaktion auf den Schwindel und wie lange er anhält, die geplanten Wiederholungen und eine evtl. Besserung eingetragen werden.

4.4 Propriozeptionstraining

Die bereits in der Ursachenforschung für Schwindel ausführlich besprochenen Gründe einer gestörten **Propriozeption** der Peripherie können in der Therapie mit folgenden Mitteln über die Wahrnehmung verbessert werden (◘ Abb. 4.19):
- Sensorische Stimulation durch Vibration (z. B. Galileo)
- Massage, z. B. manuell, mit Igelball, Rollen
- Schulung der Wahrnehmung durch verschiedenen Untergrund (Barfußgang)
- Gewichtsverlagerung
- Fußstrategie (Pendeln, Schritt-, Tandem-, Einbeinstand etc.)
- Ganzkörperintegration durch Tai-Chi oder Feldenkreis

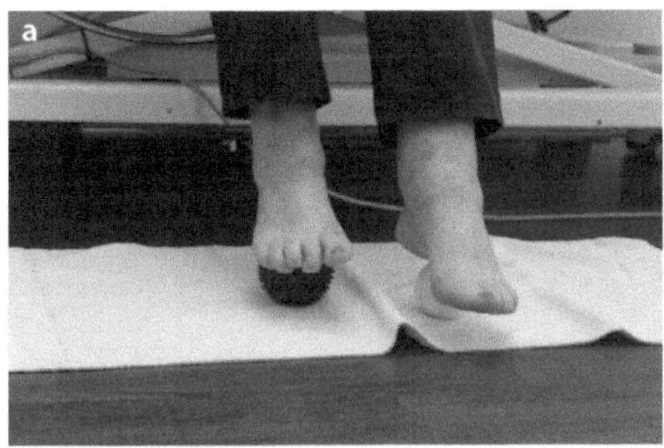 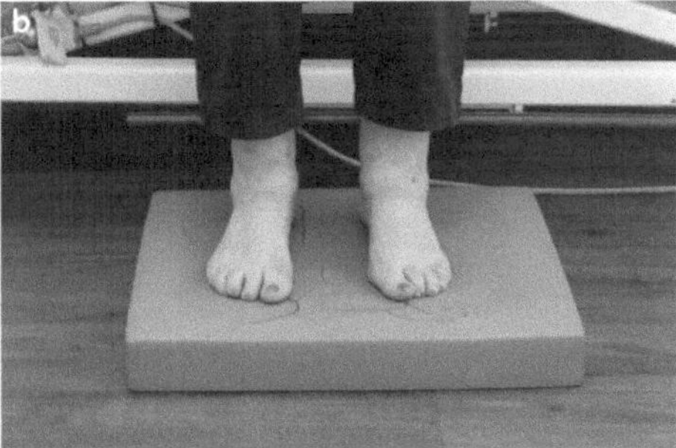

◘ Abb. 4.19 **a** Igelball Füße; **b** Weichbodenmatte

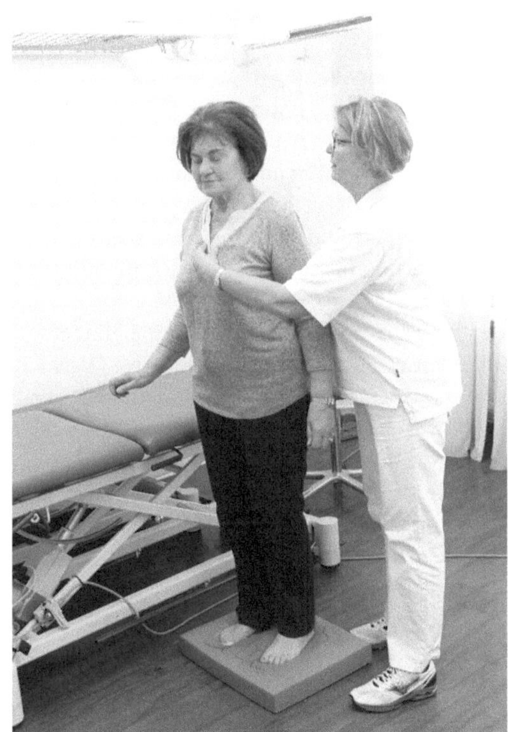

◘ Abb. 4.20 Propriozeption durch Hand des Therapeuten (Augen zu)

Propriozeption kann in der Übungsausführung als Hilfe angeboten oder zur Übungs-steigerung weggenommen werden.
- Festhalten an einem Gegenstand, z. B. an der Sprossenwand oder Bank in der The-rapie, Tisch oder Waschbecken zu Hause
- Taktile Reize in der Therapie, z. B. Hand des Therapeuten am Sternum (◘ Abb. 4.20) oder Rücken (auch zur Rumpfstabilisation bei Ataxie geeignet)

4.5 GG-Training

Bei Patienten mit zentralem Schwindel sind oftmals die GG-Reaktionen gestört, und es lohnt sich, diese zu üben, um dem Patienten Sicherheit im Alltag zu geben. Diese Reaktionen können ausgelöst werden im Sitz und im Stand und beinhalten (◘ Abb. 4.21, ◘ Abb. 4.22 u. ◘ Abb. 4.23):

- Fußstrategien (Zehenstand – Fersenstand)
- Hüftstrategien (Armstrategien) (Ausweichen mit dem Becken, Abspreizen von Bein oder Arm)
- Schrittstrategien vor – zurück, seitlich

Als spezifisches GG-Training ausgebaut, suchen wir für unseren Patienten die adäquate Übung und wählen aus:

- die ASTE
- die Aufgabe
- die Anzahl der Wiederholungen
- die hinzugeschaltete oder hinweggenommene Kompensation (Hilfsmittel, visuell)

Der Patient übt dies erst mit Festhalten an der Bank ein, dann frei. Erst langsam, dann schneller. Erst nur je eine Seite, dann beide im Wechsel. Er steigert die Übung durch geschlossene Augen, erst mit taktilem Reiz des Therapeuten, dann ohne. Dann steigert er durch Bewegungserweiterung bis hin zum seitlichen Aufstehen, erst mit Festhalten, dann ohne.

Im Stand kann der Therapeut verschiedene Aufgaben stellen wie Gewichtsverlagerung bis hin zum Heben eines Fußes zum Einbeinstand (Verkleinerung der Unterstützungsfläche). Nun können im Einbeinstand verschiedene Aufgaben für Knie und Fuß gestellt werden, wie z. B. Knie nach außen und innen führen oder Fuß in der Luft kreisen. Dies stellt eine Anforderung an das Gleichgewicht dar.

Erst versucht der Patient die umgedrehte Wippe (Baum im Wind), vor – zurück, seitlich, im Kreis. Dann die Gewichtsverlagerung seitlich, bis der eine Fuß abgehoben werden kann. Dieser wischt über den Boden, erst mit noch viel Bodenkontakt, dann mit immer weniger. Schritte, vor – zurück, seitlich, überkreuz vorne/hinten sind die nächste Stufe, dann das Bein frei in der Luft schwingen. Oder Bewegungen mit dem freien Fuß, Knie, Hüfte im Einbeinstand machen, erst mit Festhalten, dann frei bis hin zur Waage und Ausfallschritten.

Eine mobile Unterstützungsfläche kann stufenweise hinzugeschaltet werden: erst eine weiche dünne Matte, erst einfach, dann doppelt usw. (◘ Abb. 4.24). Auch fertige Weichbodenmatten, Luftkissen, kleine und größere Bälle etc., auf denen dann obige Übungen trainiert werden können.

Bei Ablenkung oder Bewerkstelligung verschiedener Aufgaben gleichzeitig (Multitasking) erhöht sich der Anspruch an die Wahrnehmung und das Gleichgewicht (◘ Abb. 4.25). Sei es dem Patienten im Stehen einen Ball zuzuwerfen, dann im Gehen oder auf einem Kippbrett stehend, es wird schwieriger. Einen Gegenstand um Hindernisse (Stäbe als Leiter, Kegel als Parcour, Gegenstände im Raume verteilt) tragen und gleichzeitig dem Therapeuten zuwerfen und wieder fangen.

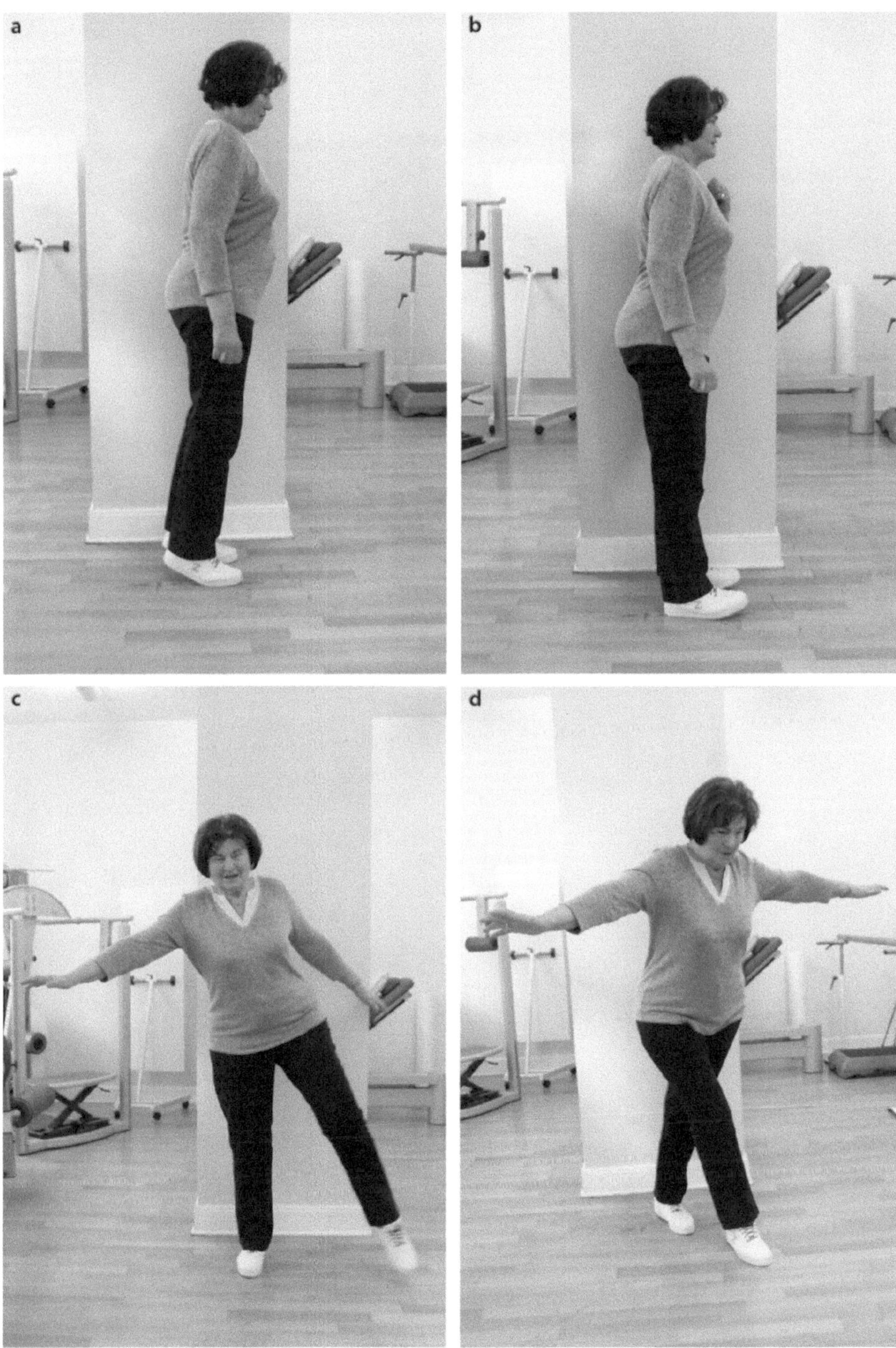

Abb. 4.21 Fuß-, Hüft-, Schrittstrategie

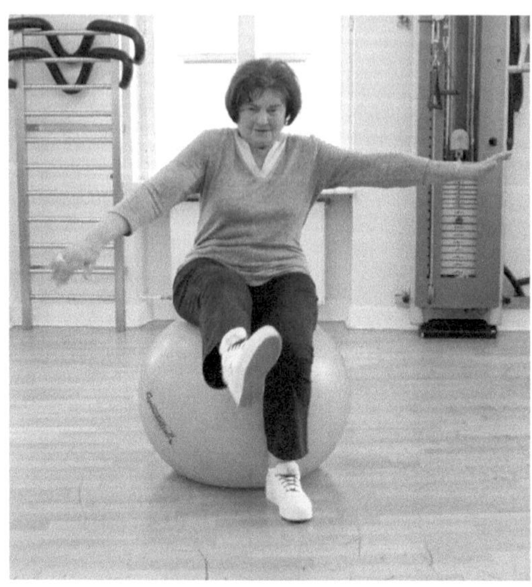

◘ Abb. 4.22 Gleichgewicht im Sitzen auf Pezziball, Patient rollt den Ball nach links und hebt das rechte Bein

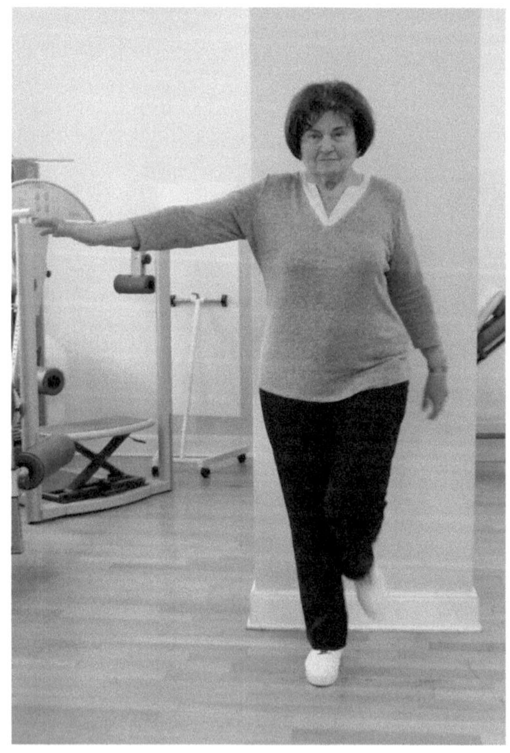

◘ Abb. 4.23 Verschiedene Möglichkeiten im Einbeinstand

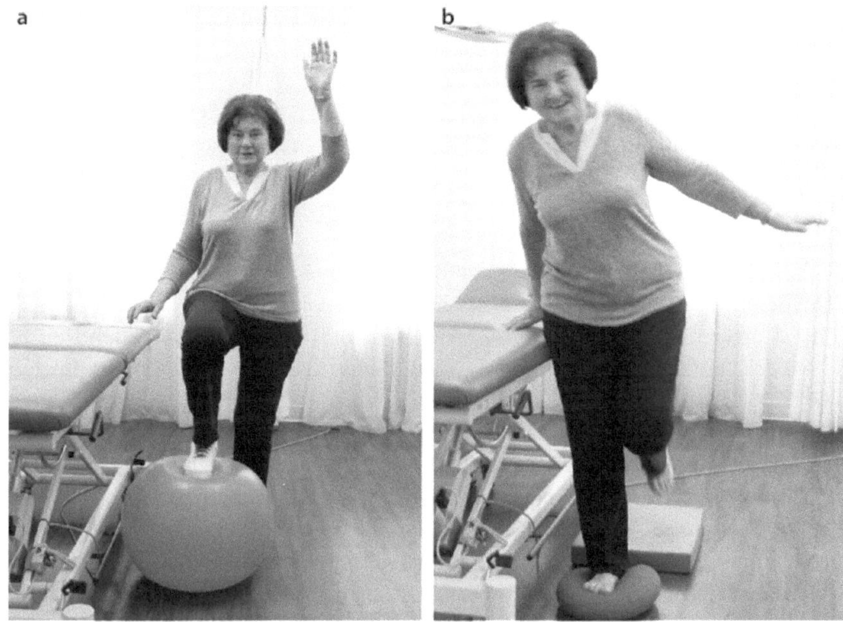

Abb. 4.24 Varianten der mobilen Unterstützungsfläche: **a** Kleiner orangener Pezziball im Stand; **b** Kombi von Airex und Sissel

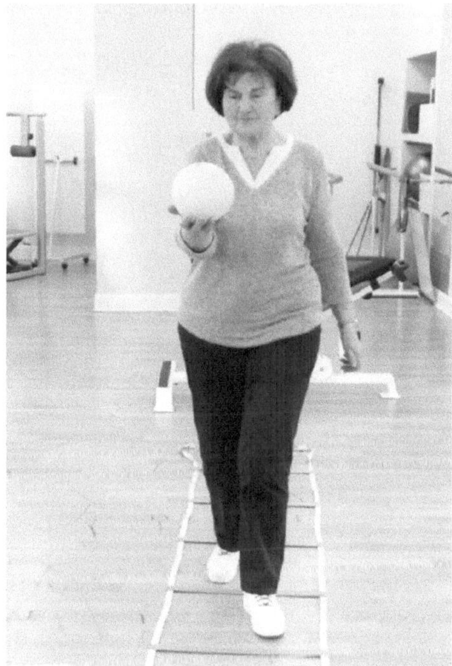

Abb. 4.25 Multitasking: Patient transportiert einen Ball auf offener Hand über oder um verschiedene Hindernisse auf dem Boden

Erst im Parallelstand Bücken einüben, dann aus Schrittstellung, dann im Gehen, einen Gegenstand (Stuhl, Pezziball, später kleinere Gegenstände) aufheben und wegtragen (◘ Abb. 4.26).

Erst steht der Patient an der Bank oder an der Wand und der Therapeut reicht ihm verschiedene Gegenstände aus verschiedenen Winkeln in verschiedenen Höhen oben/unten, rechts/links im Wechsel. Dann steht der Patient frei, später mit einem Fuß erhöht auf einem Hocker (◘ Abb. 4.27). Der Aktionsradius der Arme soll immer größer werden.

Stehen wie oben, Therapeut reicht dem Patienten verschiedene Gegenstände an verschiedenen Positionen rechts/links, oben/unten (ohne Abb.).

Eine Steigerung dieser Übung ist es, sich dabei frei im Raum gehend zu bücken und wieder aufzurichten, wie z. B. am Schrank oder an einem Bücherregal (◘ Abb. 4.28).

Auch die Treppe eignet sich als Übungsgerät. Erst genügen zwei Stufen, später auch ein größerer Schritt über 2–3 Stufen. Erst mit Festhalten, später ohne Geländer, es ist zur Sicherheit ja noch da. Man kann gemütlich hoch gehen, man kann dies schneller tun, später mit verschiedenen Schrittwechseln und am Schluss schnell herunter hüpfen.

Stehen an der Treppe, mit dem rechten Fuß auf- und absteigen, Halten am Geländer und dann Hand weg, Augen auf/Augen zu (ohne Abb.).

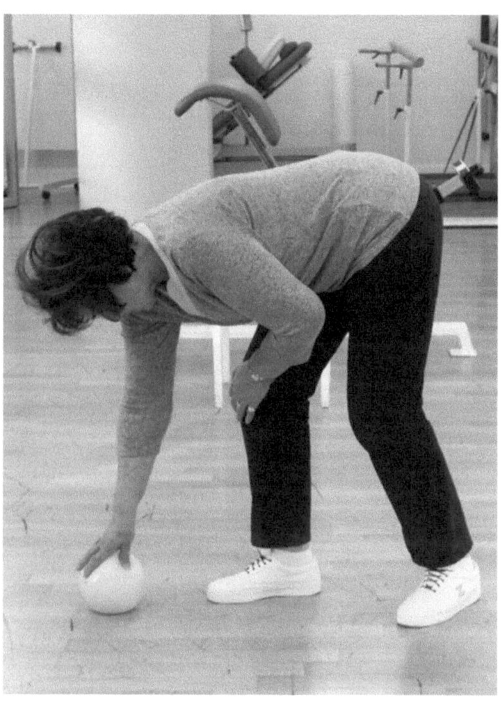

◘ **Abb. 4.26** Patient geht auf einen Gegenstand zu, bückt sich (streckt dabei ein Bein nach hinten), hebt ihn auf und bringt ihn zum Tisch zurück

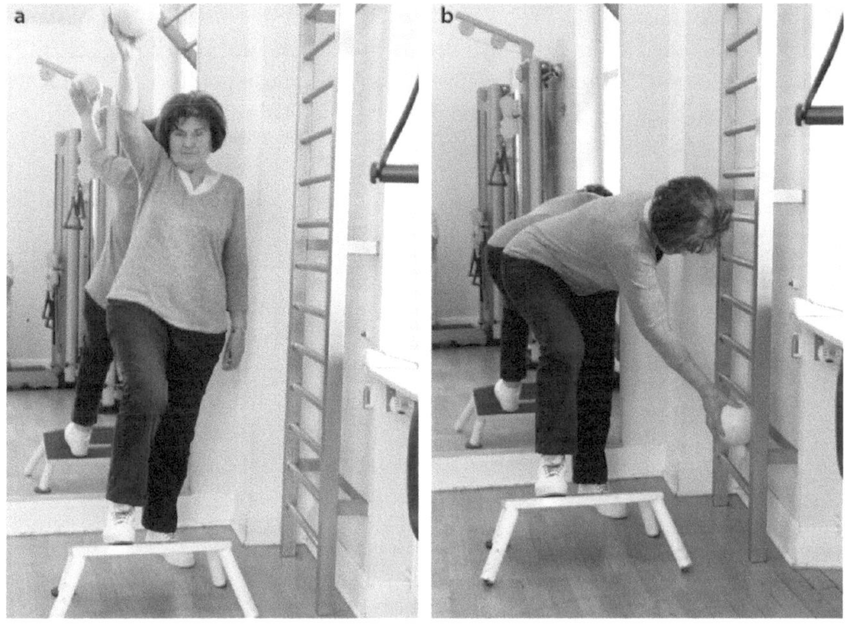

Abb. 4.27 Stehen mit einem Fuß auf dem Hocker **(a)**, zielgerichtetes Sortieren eines Balles an der Sprossenwand **(b)**, zwischendurch Aufrichten

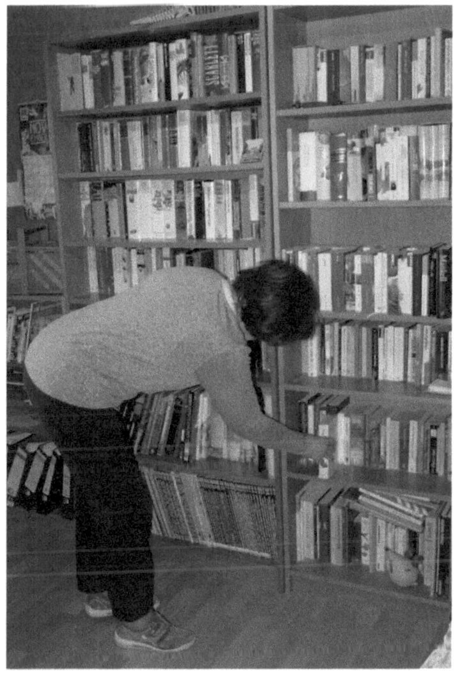

Abb. 4.28 Patient räumt Bücher im Regal um

Da bei Patienten mit GG-Problematik auch immer die Möglichkeit besteht, dass sie einmal hinfallen, ist ein **Aufstehtraining** motorisch und psychologisch hilfreich. Es wird die Situation simuliert, dass der Patient zu Hause gefallen ist; dabei werden verschiedene Aufstehstrategien durchgesprochen und ausprobiert, mit und ohne Hilfsmittel oder Hilfestellung durch den Therapeuten.

4.6 Dynamische Anpassung des Gehens

Gehen ist eine wichtige Fähigkeit, um den Alltag zu bewerkstelligen. Eine mangelnde Gehfähigkeit macht den Menschen immobil und unselbstständig. Deshalb ist es Ziel unserer Therapie, ein störungsfreies Gehen zu ermöglichen. Durch entsprechende Übungen auf dieser Ebene stärkt der Patient Selbsterfahrung, Handlungskompetenz und Sicherheit.

Die Übungen ergeben sich aus den Testergebnissen, z. B. aus unserer Befunderhebung mit Dynamic Gait Index:

- Gehen auf ein Ziel zu
- Gehen mit Kopfbewegungen
- Vorwärts – rückwärts – seitwärts
- Stop and go (Laufband)
- Um Hindernisse gehen
- Stufen steigen
- Tandem-, Einbeinstand
- Kreuzschritte usw.
- Terrain-Training mit unterschiedlichen Bodenbeschaffenheiten
- Laufsport wie Walken, Joggen
- Sport wie z. B. Tischtennisspielen, was sich bewährt hat (Hofferberth 1994)

Hilfsmittel: Wenn das Gehen zu unsicher und sturzgefährdet wird, können wir mit dem Patienten gemeinsam überlegen, welches Hilfsmittel für ihn geeignet ist und die Handhabung erlernen: Handstock, Walkingstöcke und Rollator sind für einen sturzgefährdeten Schwindelpatienten geeignet. Ein Handstock kann wie ein Regenschirm kaschiert werden, Walkingstöcke werden gerne angenommen, da es sportlich aussieht; einen Rollator bitte nur empfehlen, wenn andere Hilfsmittel nicht mehr infrage kommen. Auf Dauer benützt, bringt er den Patienten zu einer überwiegend nach vorne geneigten Haltung.

4.7 Visuelle Kompensation

Eine wertvolle Hilfe zur Kontrolle im Alltag sind die Augen, sie kompensieren vestibuläre oder somatosensorische Defizite. Wenn es nicht möglich ist, diese Hilfe wegzunehmen, kann dies den Erhalt der Selbstständigkeit im Alltag behindern (Aufstehen in der Nacht, Gehen bei Dunkelheit). Auch Störungen der Augen selbst können zum Problem werden, z. B. bei Doppelbildern, Blickfeldeinschränkungen, ungeeigneten Sehhilfen oder Augenflimmern bei Migräne.

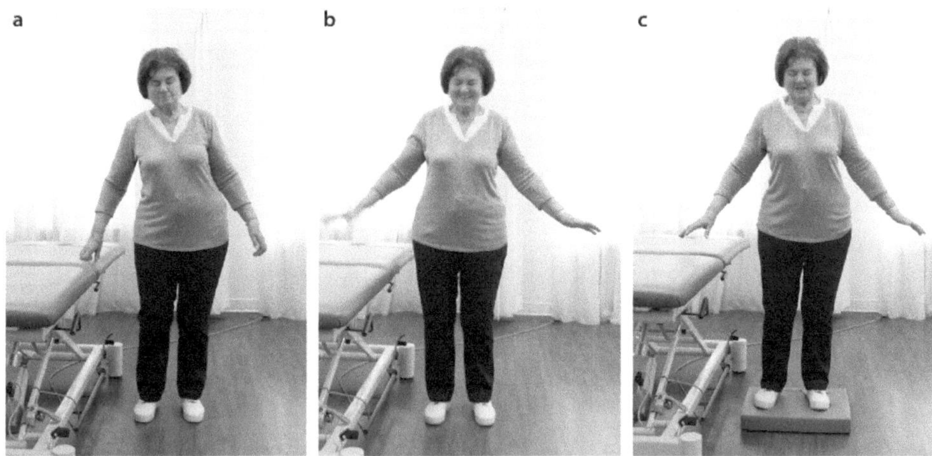

● **Abb. 4.29**　**a** Festhalten an einer Bank, Hüftkreisen, Augen auf – Augen zu; **b** Hand weg, Hüften kreisen, Augen auf – Augen zu; **c** Auf Airpad stehen, erst festhalten, dann weg (s. o.)

Fast jede von uns kreierte Übung kann mit offenen und dann geschlossenen Augen ausgeführt werden (● Abb. 4.29). Ziel in der Übungssituation ist der Abbau der visuellen Hilfe, um Propriozeption und vestibuläres System zu trainieren. Hellhörig sollten wir werden, wenn der Patient angibt, dass sich der Schwindel mit geschlossenen Augen nicht verliert. Auch können propriozeptive Hilfen und Störungen eingebaut werden.

Als nächste Stufe sollten im Stand Drehungen eingebaut werden, auf der Stelle erst ¼ Drehung, dann ½, dann ganze 360°. Dies rechts/links herum in verschiedenen Varianten, wichtig ist der Fixierungspunkt im Zimmer, entweder natürlich (Tür, Fenster, Bild etc.) oder mit angebrachten Magnetpunkten. Später werden diese Übungen mit geschlossenen Augen wiederholt.

Gehen auf ein Ziel zu, mit offenen, dann geschlossenen Augen, mit und ohne Drehen, die Übungen sind variabel zu steigern. Akustische Signale (Kommandos) und taktile Reize können dem Patienten erst helfen, später kann man auf sie verzichten.

4.8　Trainingskriterien

Es ist nach der Befundung die an uns gestellte Aufgabe, für den Patienten die geeigneten Übungen auszusuchen. Hierbei können wir nach folgenden Kriterien vorgehen:

4.8.1　Progression/Variation der Übungsauswahl

Mit dem Patienten erarbeitet und festgelegt werden:
- Übungsausführung
- ASTE: Rückenlage – Seitenlage – Sitz – Stand – Gang
- UST-fläche groß/klein, sicher/unsicher

- Tempo der Bewegung
- Anzahl der Repetition (Wiederholung der Übung/Serienzahl pro Einheit/Tag)
- Dokumentation

4.8.2 Intervention und Dosierung

- **Akuter Schwindel:**
  - ASTE und Bewegungsrichtung, die den Schwindel am wenigsten und max. 1–5 Sekunden auslöst
  - Serienzahl gering, häufiger am Tag üben
  - Nach jeder Bewegungseinheit visuellen Fixpunkt suchen und Pause machen, bis der Schwindel weg ist oder auf Ausgangssituation

Beispiel

Patient liegt auf der Bank, dreht Kopf 2-mal nach links, Mitte, dreht Kopf 2-mal nach rechts, Mitte.

- Schwindelzeit messen
- Wenn Übung schwindelfrei, dann Wiederholungszahl steigern, nächsthöhere ASTE

Beispiel

Patient sitzt auf Bank, Füße auf dem Boden, dreht Kopf 4-mal nach rechts, Mitte, 4-mal nach links, Mitte.

- Wenn Übung schwindelfrei, UST-fläche verkleinern bzw. weg, Wiederholungszahl steigern, ASTE steigern
- **Subakuter Schwindel:**
  - ASTE und Bewegungsrichtung, die den Schwindel max. 1–5 Sekunden auslöst
  - Serienzahl und Häufigkeit pro Serie festlegen
  - Pro Tag festlegen
  - Nach jeder Bewegungseinheit visueller Fixpunkt und Pause, bis Schwindel weg oder auf Ausgangssituation
  - Schwindelzeit messen

Beispiel

ASTE Sitz, Patient bückt sich nach rechts, um Gegenstand aufzuheben und nach links zu stellen.

- Wenn Übung schwindelfrei, nächsthöhere ASTE

Beispiel

ASTE Stand, Patient bückt sich nach rechts, um Gegenstand aufzuheben und nach links zu stellen.

━ **Geringer Schwindel, nur in bestimmten Situationen:**
  ━ ASTE, Situationen oder Bewegungsrichtungen, die den Schwindel am wenigsten und für max. 1–5 Sekunden provozieren
  ━ Wiederholungszahl pro Übung/Serienzahl pro Einheit/Wiederholung pro Tag festlegen (mehrmals am Tag üben)
  ━ Nach jeder Bewegungseinheit Fixpunkt suchen, Pause, bis Schwindel weg
  ━ Schwindelzeit messen
  ━ Dokumentieren (nach Schädler 2008)

❯ **Falls Ihnen auf den ersten Blick die detaillierte Darlegung der Kriterien als simpel und einfach erscheint, werden Sie später merken, dass Sie in der Umsetzung und Strukturierung der Übungen immer wieder darauf zurückgreifen müssen, um einen sinnvollen Übungsaufbau zu konstruieren.**

4.9 Rehabilitation des HWS-bedingten Schwindels

Wenn bei der Befunderhebung sich als Ursache des Schwindels eine Problematik in der HWS herauskristallisiert hat, sollte man dies nun folgerichtig behandeln. Eine solche Behandlung gehört in die Hände eines erfahrenen Manualtherapeuten. Die unten angegebenen Behandlungsstrategien sind ein Leitfaden zur Strukturierung Ihrer Behandlung. Hier sollen keine manualtherapeutischen Techniken vermittelt werden!

Für die Behandlung ist es wichtig, herauszufinden, ob die Störung im Gelenk, der Muskulatur oder einander bedingend in beiden Strukturen liegt. Damit beschäftigt sich das folgende Kapitel.

Als Therapeut eines Schwindelpatienten sollte man aber auch im Blick behalten, dass sich HWS-Probleme bei diesen Patienten als Sekundärproblematik einstellen kann, denn jeder Patient, der einen stärkeren Schwindel erfährt, wird reaktiv versuchen, sich und die Kopfbewegungen ruhig zu stellen, um den Schwindel zu vermeiden. Dabei hilft eine hyperton gestellte Muskulatur.

4.9.1 Manuelle Behandlung

4.9.1.1 Gelenktechniken

Es sollte auf eine tastbare Fehlstellung oder Bewegungseinschränkung (Blockierung) eines oder mehrerer Wirbelkörper geachtet werden. Eine Blockierung ist eine Fixierung der Bewegung im normalen Bewegungsausmaß bei der passiven Prüfung des „Joint play" (Frisch 1995).

■ **Kriterien der Untersuchung eines Gelenkes**
━ Bewegungsausmaß segmental/evtl. nur einseitig eingeschränkt
━ Bewegungsqualität rigide oder gestoppt
━ Endgefühl weich/hart
━ Schmerzangabe:
  ━ am Ende der Bewegung
  ━ während der Bewegung

Generell gilt, dass bei einer aktiven Bewegungsuntersuchung der HWS bei Schmerzangabe zur Bewegungsseite hin dies ein Hinweis auf ein Gelenkproblem (Konvergenz) ist, bei Schmerzangabe auf der bewegungsabgewandten Seite eher ein Hinweis auf ein Dehnungsproblem der Muskulatur (Divergenz).

- **Kriterien der Behandlung eines Gelenkes**
  - Zeitdauer und Rhythmus
  - Bewegungsamplitude
  - Intensität

Die einfachste Form einer Gelenkbehandlung ist eine **Traktion**, die rhythmisch und intermittierend erfolgen soll. Ein Lösen der einzelnen Bewegungsrichtungen erfordert eine spezielle manualtherapeutische Technik und kann hier nicht vermittelt werden.

4.9.1.2 Muskeltechniken

- **Kriterien der Untersuchung der Muskulatur**
  - Bewegungsausmaß (eingeschränkt?)
  - Endgefühl (rigide?)
  - Schmerzangabe als Dehnungsschmerz der Bewegungsrichtung abgewandten Seite
  - Konsistenzveränderung (tastbar?)

- **Kriterien der Behandlung eines Muskels**
  - Detonisierung
  - Dehnung
  - Kräftigung

Die Techniken zur Detonisierung sind funktionelle Weichteiltechniken (WTT) wie Trigger, Massagegriffe, segmentale und globale Dehnungen und z. B. postisometrische Relaxation (PIR) (Lewitt 1977)

Dehnen der oberen Muskulatur (wie z. B. M. levator, M. trapezius, M. sternocleidomastoideus, Mm. scalenii anterior, medius und posterior) gelingt durch Entfernen von Ansatz und Ursprung als Längsdehnung oder funktionelle Massagetechnik mit Querdehnung. Dehnen der segmentalen Muskulatur gelingt durch Translation zur betroffenen Seite oder Lateralflexion und Rotation zur Gegenseite, als Technik z. B. intermittierendes Bewegen.

Dehnen der kurzen Nackenmuskulatur uni- oder bilateral durch hochzervikale Extension oder Flexion und Traktion.

Die Kräftigung der Muskulatur erfolgt durch folgende Techniken und Kriterien:
- aktives Beüben, auch in der Muskelkette z. B. PNF
- isometrisches Üben (Haltearbeit)
- Wiederholungen
- Widerstandsübungen in verschiedenen, auch kombinierten Positionen
- Haltungsschulung in allen alltagsrelevanten Bewegungsübergängen und ASTE

4.9.2 Obere Kopfgelenke

Es ist wichtig, festzustellen, ob die oberen Kopfgelenke, also C0/C1 und C1/C2, frei beweglich sind. Besonders eine Blockierung C0/C1 kann der Grund von Schwindelsymptomatik sein. Grundsätzlich gilt es zuerst, die Muskulatur zu detonisieren und dann das Gelenk zu mobilisieren (Frisch 1995).

Viele Ärzte bieten eine „Atlas-Therapie" an, die auf eine impulshafte Mobilisation des blockierten Gelenkes zielt.

4.9.2.1 C0/C1 Atlas

Wie bereits im Kapitel Anatomie (► Abschn. 1.5) dargestellt, bewegt sich der Atlas bei einer Lateralflexion nach rechts auch nach rechts als Translationsbewegung. Man kann dies rechts unter der Mandibula am Querfortsatz des Atlas ertasten. Falls dies nicht der Fall ist und es ein stark gefestigtes Endgefühl ist, sollte man den Atlas mit Gelenktechnik in diese Richtung mobilisieren. Selbstverständlich sollte sichergestellt sein, dass die Muskulatur dies auch frei gibt. Somit ist es sinnvoll, erst die segmentale Muskulatur C0/C1 zu lockern, oft geht dann die Mobilität schon besser.

Aber auch an die langen Extensoren der HWS, die bereits in der BWS beginnen, ist zu denken! Sie helfen oft mit, das obere Kopfgelenk zu blockieren.

Rotatorisch sollte eine Beweglichkeit von ca. 5° zu erreichen sein, eine weitere Rotation findet dann zwischen C1/C2 statt. Auch Extension und Flexion lassen nur wenige Grad an Bewegung zu.

4.9.2.2 C1/C2 Axis

Je nach Fehlstellung wird auch hier manualtechnisch mobilisiert. Sinnvoll ist hier, zuerst die Muskulatur, die oftmals einseitig mehr hyperton zu finden ist, zu detonisieren. Anatomisch ist hier gelenktechnisch eine große rotatorische Beweglichkeit von ca. 45° vorgegeben (◘ Abb. 4.30).

Das Problem in diesem Segment kann aber auch eine Hypermobilität sein, was Schwindel hervorrufen kann.

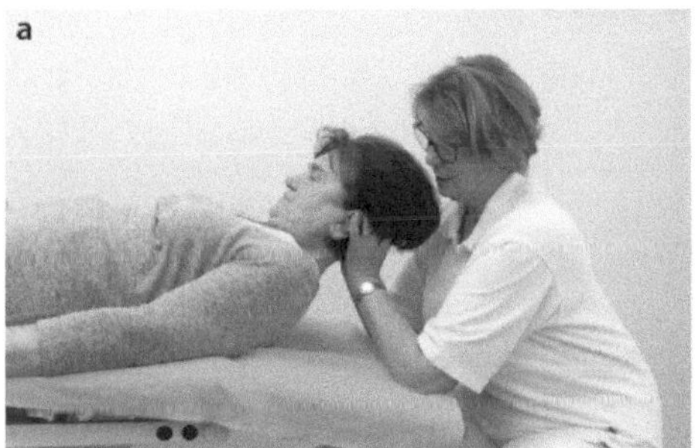
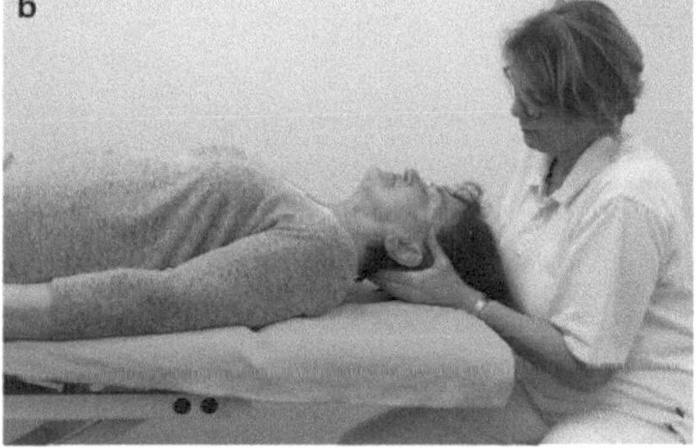

◘ **Abb. 4.30**   a Dehnung der langen Extensoren der oberen Kopfgelenke; b Dehnung der tiefen Flexoren der oberen Kopfgelenke

4.9.3 Zervikale Instabilität

Besonders der 2. HWK ist durch einen großen Bandapparat gesichert. Dieser kann primär oder sekundär als Folge z. B. eines Schleudertraumas nicht genügend Stabilität geben. Dann gibt es hier nur die Möglichkeit, muskulär zu kompensieren bzw. zu stabilisieren. Die tiefen Flexoren der oberen Kopfgelenke neigen erfahrungsgemäß durch unsere oftmals schlaffe tägliche Haltung und den Vorschub des Kopfes (Reklinationshaltung der HWS) als weitergeleitete Bewegung (aus FBL) zu Hypotonie. Also gilt es zu kräftigen und Haltungsschulung zu initiieren.

Erst einmal werden die Muskeln in Rückenlage gekräftigt durch isometrische Haltearbeit, wiederholte Bewegungen und Widerstandsübungen in verschiedenen, auch kombinierten Bewegungsrichtungen (aus PNF) (◘ Abb. 4.31).

Es wird, von der leichten bis zur schwereren Aufgabe aufbauend, in verschiedenen ASTE und mit immer schwierigeren Übungen in der Muskelkette geübt. Erst einmal statisch, z. B. im Sitz mit einem Theraband hinter dem Kopf, dieses hält der Patient in seinen Händen auf Kopfhöhe. Nun soll die richtige Kopfposition eingenommen

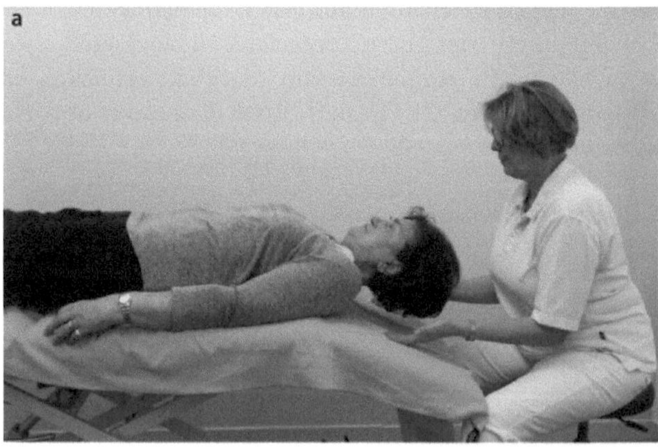

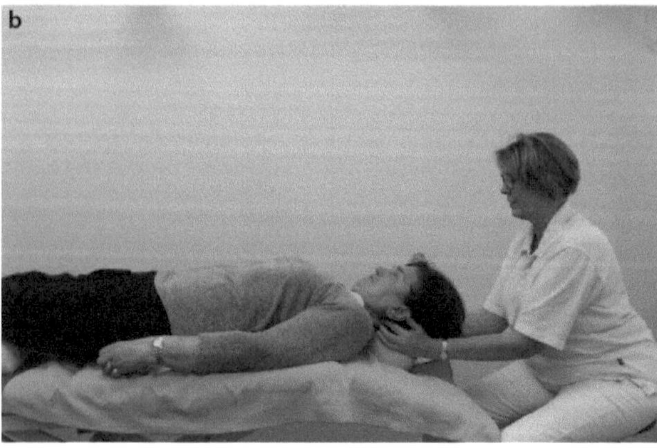

◘ Abb. 4.31   a Kräftigung der tiefen Flexoren der oberen Kopfgelenke; b Dito mit Ball, dies geht auch mit Manschette

und gegen den Widerstand des Bandes gehalten werden, der Patient zieht das Band nach vorne. Und später dynamische Übungen z. B. aus Rückenlage aufstehen, über das Drehen halb zur Seite bis zum Sitz kommen und den Kopf währenddessen in richtiger Position stabilisieren. Oder Bücken und einen Gegenstand aufheben, die Kopfstellung ist dabei zu schulen.

4.9.4 Behandlung des CTÜ und der BWS

Für beide Regionen gilt: es sollte eine freie Mobilität aller Segmente vorhanden sein.

Besonders die obere und mittlere BWS ist zu untersuchen und muskulär und gelenkmäßig zu behandeln, je nach Bedarf. Eine muskuläre Hypertonie muss beseitigt werden und die Auswirkungen einer Verspannung und Verkürzung der langen Extensoren, die in der BWS beginnen und an den oberen Kopfgelenken ziehen, gilt es zu berücksichtigen (�‍◗ Abb. 4.32).

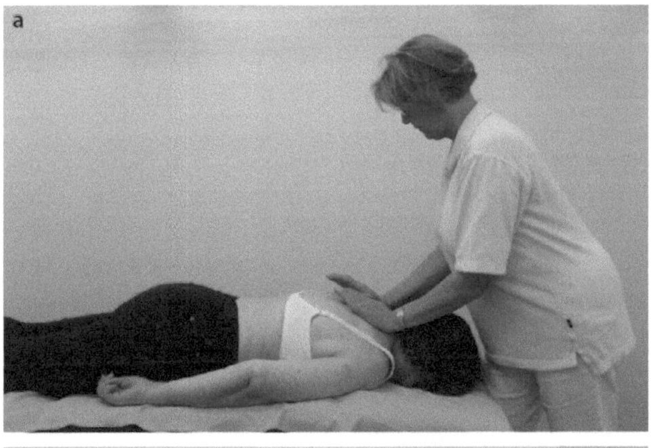

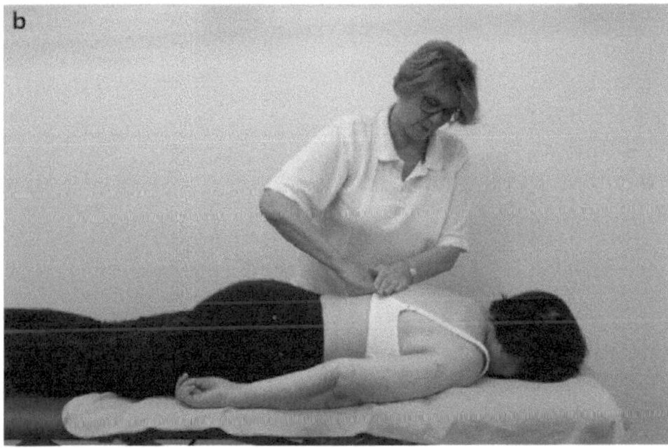

◗ **Abb. 4.32** **a** Behandlung des CTÜ; **b** Behandlung der BWS

4

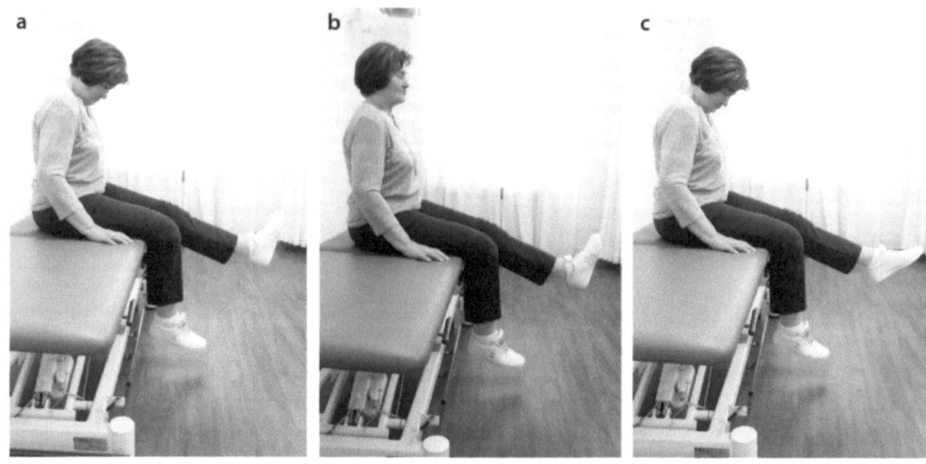

◘ Abb. 4.33 **a** Slump-Test; **b** Mobilisation nach cranial; **c** Mobilisation nach caudal

Bei Schwindelpatienten findet man oft auch eine Blockierung im CTÜ, eine haltungsbedingte Fehlstellung von Wirbelkörpern und segmentale Muskelverspannungen. Die Symptomatik strahlt auch oftmals in den Arm aus.

4.9.5 Neuronale Strukturen

Eine Auswirkung der HWS und der Schulterregion ventral auf die Armnerven ist bekannt (Thoracic-Outlet-Syndrom). Eine Depression der Schulter kann ebenso Spannung auf die A. subclavia und auf die vertebralen Arterien ausüben und evtl. somit in Verbindung zu dem Symptom Schwindel stehen (► Abschn. 1.5). Interessant in diesem Zusammenhang wird die Spannung des Nervensystems in der Längsrichtung, wenn sich der Zug der duralen Befestigung auf die oberen Kopfgelenke erhöht. Dies kann man mit dem Slump-Test herausfinden (◘ Abb. 4.33). Nerven kann man nicht dehnen, aber nach cranial und caudal mobilisieren (Butler 2004).

Literatur

Brandt T, Daroff RB (1980) Physical therapy for benign paroxysmal positional vertigo. Arch Otolaryngol 106(8):484–485

Butler D (2004) Mobilisation des Nervensystems. Rehabilitation und Prävention. Springer, Berlin

Epley JM (1992) The canalith repositioning procedure: for treatment of benign paroxysmal positional vertigo. Otolaryngol Head Neck Surg 107(3):399–404

Frisch H (1995) Programmierte Therapie des Bewegungsapparates. Springer, Berlin

Hofferberth B (1994) Pathophysiologie peripher- und zentral-vestibulärer Erkrankungen. In: Stoll W (Hrsg) Schwindel und schwindelbegleitende Symptome. Springer, Wien, S 1–9

Klein-Vogelbach S (1992) Funktionelle Bewegungslehre. Springer, Berlin

Literatur

Lewitt K (1977) Manuelle Medizin. Urban & Schwarzenberg, München
Schädler S (2008) Kurs Gleichgewicht. Schwindel, Burgau
Semont A, Freyss G, Vitte E (1988) Curing the BPPV with a liberatory maneuver. Adv Otorhinolaryngol
42:290–293

Weiterführende Literatur

Henning-Pharma (1999) Faltblatt Übungsanleitung gegen Schwindel. HENNING ARZNEIMITTEL, Flörs-
heim am Main
SOLVAY-Pharma (1995) Schwindelratgeber. Bern, Schweiz
Zertifikat der Manuellen Therapie (1998) Deutscher Verband für Physiotherapie, Zentralverband der
Physiotherapeuten/Krankengymnasten – ZVK e.V., Arbeitsgemeinschaft Manuelle Therapie

Serviceteil

Sachverzeichnis – 196

Sachverzeichnis

A

Abdecktest 37
Afferenzen 2, 4
Aktivitätsorientiertes Training 76
Altersschwindel 39
Ataxie 41

B

BBS s. Berg Balance Scale
benigne periphere paroxysmale
    Vertigo 35
benigner paroxysmaler
    Lagerungsschwindel 35
Berg Balance Scale 49
Bewegungsschwindel 39
Blickfeldstabilisation 70
Blindgang 49
BPLS s. benigner paroxysmaler
    Lagerungsschwindel
BPPV s. benigne periphere
    paroxysmale Vertigo
Brandt-Daroff-Manöver 64

C

C2-Instabilitätstest 56
Cover-Test s. Abdecktest

D

De-Kleyn-Hängetest 56
DGI s. Dynamic Gate Index
DHI s. Dizziness Handicap
    Inventory
Differenzierungstest HWS/
    CTÜ 56
Dix-Hallpike-Manöver 50, 51

Dizziness Handicap Inventory 44
Dynamic Gate Index 49

E

Efferenzen 2
Epley-Manöver 50, 52, 63
Equilibriumsreaktionen 30

F

Feedback 31
Feedforward 31
Fußstrategie 76, 78, 79

G

Gelenktechniken 87
Gleichgewichtszentrum 2

H

Haltungskontrolle 30
Head-Neck-
    Differenzierungstest 56
Hilfsmittel 84
Höhenschwindel 39
Hüftstrategie 78, 79

I

Intervention 86

K

Kinestose 39
Kopf-Impuls-Drehtest 54

L

Labyrinth 9, 11
Labyrinthitis 35

M

monosynaptischer Reflex 7
Morbus Menière 34
Multitasking 76, 78, 81
Muskeltechniken 88

N

Neuronitis vestibularis 34
Nystagmus 12
– optokinetischer 12
– physiologischer 12

O

OKR s. optokinetischer Reflex
optokinetischer Nystagmus
    (OKN) 53
optokinetischer Reflex 55

P

polysynaptischer Reflex 7
posturale Kontrolle 50
posturaler Regelkreis 29, 30
Progression 85
Propriozeption 76
Puppenkopfphänomen 54

R

Red Flag 36, 39
Romberg-Test 49

S

Sacculus 9
Schrittstrategie 78, 79
Schutzreaktionen 30
Schwindelformen 40
Semont-Manöver 51, 53, 63
sensorische Systeme 29
Sensory Organization Balance
   Test 47
SOT s. Sensory Organization Test
Spurling-Test 57
Stellreaktionen 30

T

Traktion 88
Translationstest 57
Triggerpunkte 17

U

Unterberger Tretversuch 47
Utriculus 9

V

Vestibularorgan 8
vestibulo-okulärer-Reflex 54
VOR s. vestibulo-okulärer Reflex

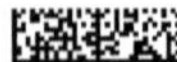